AF309018

DE
L'HYDRATE DE CHLORAL

ET

DE SON EMPLOI

DANS LES ACCOUCHEMENTS

PAR

Le Dʳ Alfred LECACHEUR

ANCIEN EXTERNE DES HOPITAUX DE PARIS (MÉDAILLE DE BRONZE).

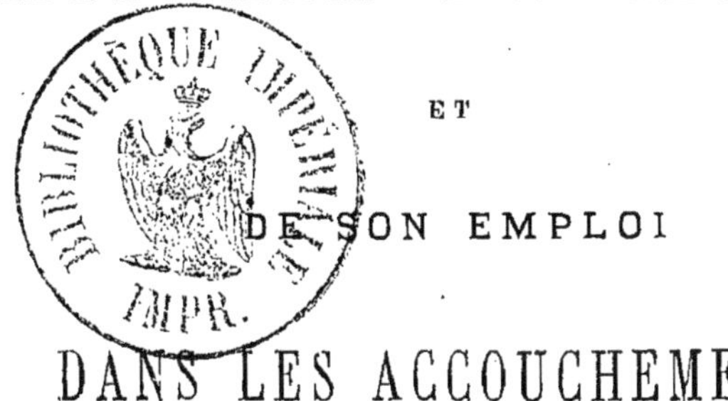

PARIS

J.-B. BAILLIÈRE ET FILS

LIBRAIRES DE L'ACADÉMIE IMPÉRIALE DE MÉDECINE

19, rue Hautefeuille, près du boulevard St-Germain,

1870

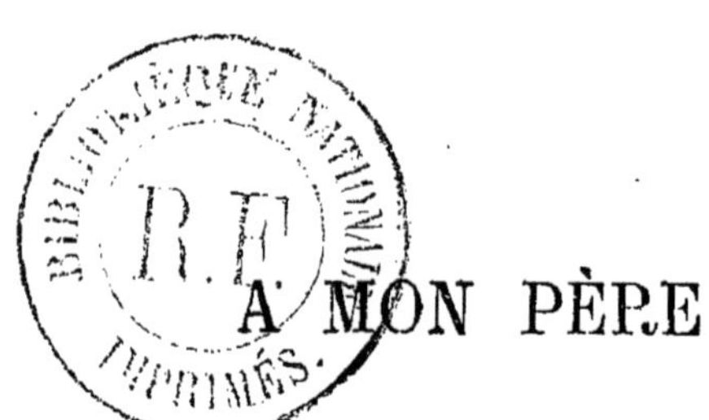

A MON PÈRE

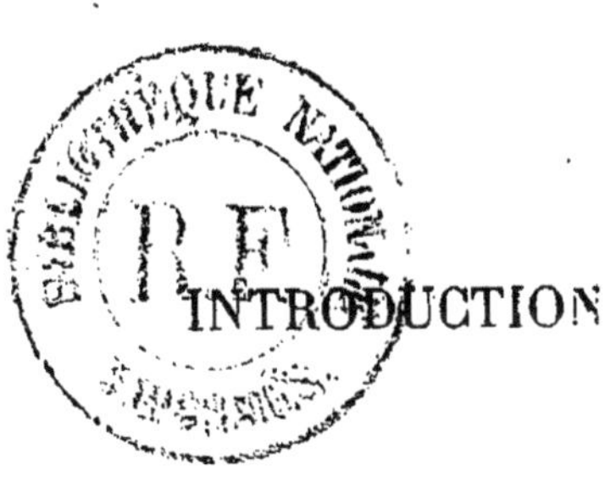

INTRODUCTION

Vers le milieu de l'année 1869, M. Oscar Liebreich, chef des travaux chimiques à l'Institut pathologique de Berlin, et professeur agrégé de thérapeutique et de chimie médicale à l'Université de cette ville découvrait un nouvel agent thérapeutique, l'*Hydrate de chloral*. Les bons résultats qu'il en obtint dans les principaux services de l'hôpital de la Charité, à Berlin, et dont il fit bientôt part au monde savant, encouragèrent beaucoup de médecins allemands et étrangers à l'essayer dans leur clientèle.

Cet agent s'est montré si peu dangereux, ses effets ont été si heureux dans un grand nombre de cas, que son usage s'est rapidement généralisé, et l'on peut dire aujourd'hui sans exagération, qu'il est entré dans la pratique médicale journalière.

Au mois de janvier 1870, nous avions fait quelques études sur ce médicament; sa propriété anesthésique nous suggéra l'idée de son utilité possible dans les accouchements. M. de Saint-Germain, chirurgien du service de la Maternité à l'Hôpital Cochin, voulut bien accueillir favorablement la demande que nous lui fîmes d'en essayer l'emploi chez les femmes en couche.

Comme à cette époque il y avait encore des discussions très-vives sur la manière de préparer l'hydrate
de chloral, et que les observateurs obtenaient des résultats très-différents, suivant le chloral qu'ils avaient
employé, nous écrivîmes directement à Berlin pour
avoir un produit de même nature que celui dont se
servait M. Liebreich, et nous mettre ainsi dans les
conditions d'observation les plus favorables. C'est
donc avec ce chloral préparé sous la direction de
M. Liebreich que nous avons fait nos essais.

Les observations que nous avons recueillies et les
conclusions que nous avons pu en tirer, sont consi-
gnées dans la seconde partie de notre travail. Si elles
ne sont pas plus nombreuses, c'est que des circonstances imprévues nous ont forcé de quitter Paris, et
ce n'est qu'au mois de juin que nous avons pu reprendre cette étude.

En même temps que nous débutions dans ces recherches cliniques, que nous comptions pouvoir
étendre à d'autres domaines pathologiques, nous
lisions avec attention tout ce qui se publiait en France
et à l'étranger sur l'hydrate de chloral, dans le but de
faire une monographie complète de ce médicament.

En continuant nos recherches, nous nous sommes
aperçus qu'un tel travail était au-dessus de nos forces.
Le domaine des applications du chloral s'est beaucoup
étendu ; on l'a employé dans un grand nombre de maladies : mais il n'y a encore que peu d'affections dans
lesquelles les observations aient été assez nombreuses,
et les résultats obtenus assez concordants, pour que
l'on puisse en tirer une conclusion définitive. D'autre
part, les expériences physiologiques ont donné lieu à
des résultats différents, qui ont servi de base à des
théories diverses et même opposées.

Il n'est donc pas encore possible aujourd'hui de faire une étude rationnelle et complète de ce nouvel agent. Cependant il nous a paru intéressant de résumer en quelques pages ce que l'on sait actuellement de certain sur l'hydrate de chloral.

Nous passerons successivement en revue, dans notre première partie, l'histoire du chloral, ses propriétés chimiques, la découverte de son action thérapeutique et les effets physiologiques qu'il produit ; puis nous indiquerons la manière de l'administrer et les doses auxquelles on peut l'employer ; enfin nous terminerons en citant sommairement les maladies dans lesquelles il a eu les succès les mieux constatés.

Dans notre seconde partie, nous nous occuperons de l'emploi du chloral dans les accouchements, d'abord dans le travail naturel ; puis dans le travail laborieux, où nous aurons à citer deux observations que nous devons à la bienveillance de M. Tarnier ; enfin dans l'éclampsie.

Nous joignons à notre étude un index bibliographique du chloral, aussi complet que nous avons pu le faire.

PREMIÈRE PARTIE

DE L'HYDRATE DE CHLORAL EN GÉNÉRAL

CHAPITRE Ier.

HISTOIRE DU CHLORAL.

§ I. — *Découverte et propriétés chimiques du Chloral.*

I. *Découverte du Chloral.* En 1831, Justus Liebig signalait à l'attention des savants un nouveau corps pour lequel il proposait le nom de *Chloral*, et qu'il avait obtenu en faisant passer, pendant de longues heures, un courant de chlore sec dans de l'alcool absolu.

En 1832, dans une note intitulée : *Combinaisons produites par l'action du chlore sur l'alcool, l'éther, le gaz oléfiant et l'esprit acétique*, Liebig donna des détails assez étendus sur sa découverte de l'année précédente. « Je chercherai à faire voir dans ce qui va suivre, dit-il en commençant cette note, que, dans la complète décomposition de l'alcool, le chlóre en sépare l'hydrogène et le remplace : il se forme une combinaison de chlore, de carbone et d'oxygène, que j'appellerai *chloral*, faute d'un nom plus convenable.»

La chimie venait donc de s'enrichir d'un nouveau corps, connu du même coup dans son mode de préparation, dans sa nature, dans ses propriétés chimiques et physiques. En effet, les chimistes de cette époque ne rouvèrent rien à ajouter à la description qu'en avait donnée son inventeur, et le nom même de *chloral* entra, sans soulever d'objections, dans la nomenclature chimique.

II. *Préparation du chloral.* — La méthode employée par Liebig pour préparer le chloral, méthode qu'il a fait connaître dans l'article cité plus haut, donne des résultats excellents au point de vue de la pureté du corps, c'est elle que M. Liebreich recommande de préférence.

Stædeler la modifia en ce sens, qu'au lieu de faire passer directement un courant de chlore sur de l'alcool, il fit tout simplement dissoudre de l'amidon ou du sucre avec de l'acide chlorhydrique et du manganèse, partant de ce principe chimique, que deux corps se combinent d'autant plus facilement qu'ils sont tous les deux à l'état naissant. Quelqu'intéressante que soit cette méthode au point de vue chimique, elle donne des résultats bien moins avantageux que celle de Liebig, et ne saurait être recommandée.

« Malgré mes nombreuses recherches, dit M. Liebreich, cette méthode ne m'a jamais fourni assez de chloral pour mes expériences. »

En 1834, M. Dumas, dans un travail publié dans les *Annales de chimie et de physique*, proposa une autre méthode. «Ayant essayé, dit-il, de me procurer du chloral par les moyens employés par Liebig, j'ai bientôt vu qu'il fallait en revenir à des méthodes plus expéditives.»

Nous ne donnerons pas ici ce mode de préparation du chloral, bien que ce soit le meilleur et le seul employé en France. Nous nous contenterons de renvoyer nos lecteurs aux *Annnales de chimie et de physique*, t. LVI, p. 123, ou bien au *Traité de chimie appliquée aux arts*, t. V, p. 509.

III. *Propriétés chimiques et physiques du chloral.* Le chloral, obtenu par la méthode de M. Dumas, se présente sous l'aspect d'un liquide incolore, très-fluide, gras au toucher, d'odeur pénétrante, irritant les yeux, de saveur âcre et caustique, fumant à l'air.

Sa densité est à 0° de 1.518 et de 1. 502 à 18° centigrades.

Il bout et distille sans altération aucune à 94° 4, suivant Dumas, et à 99° 6 suivant Kopp. La densité de sa vapeur a été trouvée égale à 5, 13.

Très-soluble dans l'eau, soluble dans l'alcool et l'éther, le chloral dissout, comme ces derniers, le chlore, le brome et l'iode, celui-ci avec une belle coloration pourpre. Il dissout également le soufre et le phosphore, surtout à chaud. Une des propriétés chimiques les plus importantes du chloral, celle qui a donné à M. Liebreich l'idée de l'employer pour ses recherches expérimentales et thérapeutiques, est de se dédoubler, en présence des alcalis, en chloroforme et en formiates alcalins.

Chloral insoluble polymérique. Sans changer de composition chimique, le chloral peut de liquide devenir solide, de soluble devenir insoluble, et prend alors le nom de *Chloral insoluble polymérique.* C'est ce qui arrive, par exemple, quand on laisse le chloral liquide quelque temps en contact avec l'acide sulfurique concentré ; ou bien quand il est conservé pendant un certain temps dans des tubes scellés ; ou encore quand il se trouve dans des flacons où l'air humide peut avoir accès, ou, ce qui est la même chose, quand il se trouve en présence d'une quantité d'eau trop faible pour pouvoir l'hydrater complétement.

Dans cet état, le chloral se présente sous la forme d'une poudre blanche, inaltérable à l'air, mais volatile comme la poudre de camphre ; son odeur est beaucoup moins pénétrante que celledu chloral liquide ; il est complétementinsoluble dans l'eau,l'alcool et l'éther ; chauffé à 180° centigrades, il reprend ses propriétés premières et redevient liquide.

IV. *Chloral hydraté.* En ajoutant deux équivalents d'eau à un équivalent de chloral liquide, on a une véritable combinaison, accusée par une élévation assez notable de la température. Le nouveau corps ainsi obtenu est le *chloral hydraté* ou *hydrate de chloral*, qui cristallise confusément par le refroidissement. Il est acide comme le chloral liquide d'où il provient, et l'on est obligé, pour le purifier, de le distiller sur un peu de carbonate de chaux sec.

L'hydrate de chloral est un corps blanc, opaque, à cassure cristalline, ayant un peu l'aspect du sucre ; d'une odeur caractéristique rappelant d'abord un peu celle du melon, puis quand on approche de plus près, devenant vive et pénétrante, d'une saveur âcre et légèrement caustique.

Il ne fume pas à l'air, il est déliquescent, et se dissout très-facilement dans l'eau, l'alcool et l'éther ; sa solution très-étendue a une saveur qui n'a rien de désagréable, mais qui est amère. Il fond à 47°, bout à 97° ; sa densité, prise à l'état liquide et ramenée à la température de $+$ 4° est de 1,572.

Les chimistes et les pharmaciens ne s'entendirent pas tout d'abord sur la méthode à suivre pour préparer l'hydrate de chloral ; c'est ce qui explique la différence des effets physiologiques et thérapeutiques obtenus par les divers expérimentateurs, les produits employés n'étant pas identiques.

Au commencement de l'année 1870, il y eut, à la Société de pharmacie, une discussion sur la question de la préparation de l'hydrate de chloral. Des savantes recherches auxquelles se livra une commission spéciale nommée à cet effet, il résulta, entre autres choses, que la meilleure manière de préparer l'hydrate de chloral, était tout simplement d'ajouter directe· ment de l'eau au chloral anhydre. (Les détails sur cette séance de la Société de pharmacie ont été donnés dans une note publiée par M. Lebaigue dans l'*Union pharmaceutique* (Février 1870) ; nous y renvoyons nos lecteurs).

§ 2. — *Découverte des propriétés thérapeutiques de l'hydrate de chloral* (1).

C'est dans les mois de juin et juillet 1869 que M. le Dr Oscar Liebreich fit les premières expériences physiologiques et cliniques sur l'hydrate de chloral. Il les résuma dans un travail intitulé : *De l'hydrate de chloral, nouvel agent hypnotique et anesthésique, et de son application à la médecine*, travail qui fut publié à Berlin dans les derniers mois de 1869.

(1) Le chloral hydraté étant le seul employé en thérapeutique (nous en donnerons plus tard les raisons), nous devons dès à présent prévenir nos lecteurs que dans le cours de ce travail, quand nous emploierons le mot *chloral*, c'est du chloral hydraté que nous entendons parler.

Comme il le dit dans ce mémoire, le Dr Liebreich s'était proposé de rechercher si certains médicaments introduits dans l'organisme se transforment en leurs produits de dédoublement, ou s'ils arrivent de suite à leur degré ultime d'oxydation. — Pour résoudre cette question intéressante de physiologie thérapeutique, il choisit des agents dont les produits de dédoublement pussent manifester leur présence par leur action sur l'organisme. — Ainsi le chloral, dont un des produits de dédoublement est le chloroforme, devait exercer une action facile à reconnaître sur l'animal en expérience.

« Nous savons, dit-il, que l'aldéhyde, l'alcool et surtout l'acide acétique sont oxydés dans l'organisme et se décomposent jusque dans leurs produits d'oxydation ultimes. Le chloral et l'acide trichloracétique, sont des combinaisons qui, tout en conservant le caractère de l'aldéhyde et de l'acide acétique, donnent, par leur décomposition dans un liquide alcalin, du chloroforme, comme élément principal. La décomposition de ces substances, qu'on peut considérer, en général, comme une oxydation dans un milieu alcalin, permettait de prévoir (à moins que ces corps ne passassent par l'organisme sans se décomposer) qu'il se produirait, ou bien une oxydation directe, dont le résultat ultime serait de l'acide chlorhydrique, de l'acide carbonique et de l'eau, ou bien que le produit intermédiaire de décomposition, le *chloroforme*, se montrerait par son action. »

Les expériences de M. Liebreich portèrent sur des grenouilles et sur des lapins. Il injecta sur les grenouilles, par la méthode sous-cutanée, de 0,025 milligr. à 0,1 décigr. d'hydrate de chloral dissous dans une très - minime quantité d'eau. Sur les lapins

(5 expériences sont relatées dans son Traité), il injecta des doses qui variaient de 1 gr. à 2 gr. 1/2. Cette dernière dose fut mortelle dans tous les cas, et la mort eut lieu par paralysie du cœur.

De ces expériences, dans le détail desquelles nous ne voulons pas entrer, il résulte que :

1° Chez les grenouilles et chez les lapins, les effets obtenus furent à peu près semblables ; l'anesthésie complète arrivait généralement chez les grenouilles après dix ou quinze minutes ; elle durait deux à trois heures avec les petites doses, et pouvait aller jusqu'à vingt heures avec des doses considérables. Chez les lapins, le sommeil arrivait environ au bout d'un quart d'heure ; l'anesthésie était complète au bout de quarante-cinq minutes à une heure ; les mouvements réflexes disparaissaient en dernier lieu ; l'anesthésie se continuait pendant dix ou douze heures. — Un fait à noter, c'est que les lapins, dès qu'ils étaient réveillés, commençaient à manger, ce qui semble prouver que leur santé générale n'était pas altérée.

2ᵉ Chez les grenouilles, le nombre des pulsations descendait notablement pendant la période de l'anesthésie environ de moitié), et quand elles succombaient, c'était par ralentissement et arrêt du cœur. — Chez les lapins, au contraire, même dans le plus profond narcotisme, le nombre des pulsations du cœur n'a jamais sensiblement changé.

Quant à la respiration, son chiffre s'est considérablement abaissé, tant chez les lapins que chez les grenouilles.

Quand on donne aux lapins des doses mortelles 2 gr. 5 à 3 gr.), la mort arrive au bout de cinquante minutes avec la paralysie du cœur et après que l'animal a passé par les stades d'hypnose et d'anesthésie.

« En somme, ajoute M. Liebreich (p. 25), l'influence sur le cœur ne se fait sentir qu'après celle sur le cerveau et sur la moëlle, et, dans le cœur, ce sont les ganglions qui sont atteints. On peut mettre hors de cause l'influence du pneumogastrique : car le cœur, détaché du reste, ne continue pas à battre. On ne peut pas non plus admettre une action directe sur la musculature du cœur, car si l'on soustrait, par une incision, le ventricule à l'influence des ganglions cardiaques, il émet une contraction lorsqu'on l'excite, comme le fait le cœur normal. »

Une expérience faite sur un chien de moyenne taille, avec 6 gr. d'hydrate de chloral, produisit des effets analogues.

Les résultats de ces expériences parurent assez nets à M. Liebreich, pour l'encourager à essayer chez l'homme l'action de ce nouveau médicament. L'injection sous-cutanée n'ayant produit aucune irritation chez les animaux, il pensa qu'elle n'en produirait pas plus chez l'homme. Ses premiers essais furent faits avec 45 centigr. d'hydrate de chloral et ne donnèrent aucun résultat. Il passa alors à des doses plus fortes, qui furent données à des malades de l'Hôpital de la Charité, de Berlin, dans les services de MM. Westphal, Bardeleben, Langenbeck, Virchow et Meyer.

Le mode d'administration employé fut d'abord les injections sous-cutanées; mais M. Liebreich vit bientôt qu'il était nécessaire d'employer des doses plus fortes, et il se décida à les administrer par l'estomac. Il dissolvait l'hydrate de chloral dans l'eau, et l'administrait, soit dans un verre d'eau rougie, soit avec du sirop d'écorces d'oranges amères, pour masquer son goût désagréable. Les doses qu'il employa de cette fa-

çon varièrent de 1 gr. 5 à 4 grammes. Elles amenèrent
toujours du sommeil, qui commençait généralement
après quelques minutes et durait plus ou moins longtemps, suivant les circonstances.

Les doses au-dessous de 2 grammes, n'amenaient
qu'une anesthésie incomplète, tandis qu'avec 4 gr. on
obtint la plupart du temps une anesthésie complète.

M. Liebreich nota également, que le chloral ne
laissait pas après lui la pesanteur de tête et la dyspep-
sie que produit l'opium.

Des remarques qui terminent l'ouvrage en question,
nous extrayons ce qui suit :

« Si l'on pouvait savoir d'avance la dose de chloral
qui, pour chaque individu, aménerait l'anesthésie
complète sans danger (2 gr. anesthésient complétement
un lapin, 3 gr. le tuent), cet agent serait préférable au
chloroforme, parce qu'il ne présente pas de période
d'excitation. Mais en envisageant en grand tous les
faits, on doit plutôt le considérer comme un médicament qui produit sûrement le sommeil, sans entraîner
à sa suite aucune action fâcheuse ; comme il est soluble dans l'eau, son administration est facile, et il
devra être employé dans tous les cas d'insomnie et de
douleurs.

Ce résumé rapide ne peut donner qu'une idée im-
parfaite du travail de M. Liebreich. Les quelques conclusions précises qu'il avait tirées de ses observations
furent bientôt connues et très-appréciées, et servirent
de point de départ à des études nombreuses, soit sur
l'action physiologique, soit sur les propriétés et les indications thérapeutiques de ce nouvel agent.

Il nous serait impossible de donner ici un résumé
même succinct de l'histoire de ces recherches, tant elles
e sont multipliées dans les quelques mois que nous

venons de parcourir. — Cependant nous allons essayer de tirer de ce dossier volumineux que nous
avons dépouillé avec attention, les quelques points les
mieux établis de son action physiologique, et ses indications thérapeutiques les plus certaines.

Ce sera l'objet des deux chapitres suivants.

CHAPITRE II.

DES EFFETS PHYSIOLOGIQUES DE L'HYDRATE DE CHLORAL.

L'action physiologique du chloral n'est pas encore bien connue. Il règne sur le mode de son action et sur quelques-uns de ses effets des divergences d'opinions assez nombreuses, et l'on a fait, pour expliquer les phénomènes qu'il produit, des théories diverses. Nous ne pouvons donc pas encore faire ici la synthèse de l'action physiologique du choral ; cependant, nous avons cru utile de réunir et de grouper les faits acquis les plus importants ; ils pourront servir de base aux indications thérapeutiques de ce médicament.

Nous étudierons successivement l'action directe du chloral, c'est-à-dire ses effets sur les voies d'introduction ; ensuite, nous nous occuperons de son influence sur le système nerveux et ses diverses fonctions, sur la respiration et la circulation ; enfin, nous terminerons par quelques considérations sur son mode d'élimination.

I. — *Effets locaux du chloral.*

Le chloral liquide anhydre est caustique comme les acides les plus concentrés ; le chloral hydraté est encore un irritant assez vif ; lorsqu'on l'applique sur la peau, comme nous l'avons fait, en solution dans de l'huile, il y détermine, au bout de cinq minutes environ, une éruption blanche, comme de l'urticaire, sur fond rouge. Cette éruption ne détermine ni démangeaison, ni piqûre, ni douleur; plus tard, l'éruption devient rouge et ressemble beaucoup à des piqûres de puce; elle laisse des traces pendant quatre ou cinq jours.

Si l'on injecte le chloral par voie hypodermique dans le tissu cellulaire, il y développe quelquefois aussi des phénomènes d'irritation, surtout quand il est trop concentré ou quand il est impur; nous nous occuperons, du reste, plus loin de ces injections hypodermiques.

Mis en cristaux sur la langue, l'hydrate de chloral y détermine une cautérisation légère; dans la bouche, en solution moyennement concentrée, il a une saveur chaude et un arrière-goût amer et désagréable; en solution très-étendue au 500°, son goût est plutôt agréable (Richardson).

A son passage dans le pharynx, il produit quelquefois de l'irritation (Gubler, Drasche).

Dans l'estomac, en solution moyennement étendue, il produit de l'excitation et de la caléfaction, quelquefois des nausées et des vomissements. Cependant, il faut dire qu'il n'amène généralement ces derniers effets que lorsqu'il est trop concentré, ou lorsque les malades ont une susceptibilité exagérée de l'estomac. Ce qui prouve, du reste, que cette irritation n'est pas intense, c'est qu'il n'y a aucune altération de la muqueuse stomacale. En effet, les lapins mis en expérience se mettent à manger dès qu'ils commencent à se réveiller, et, d'autre part, les malades auxquels on a administré du chloral n'accusent à leur réveil aucun malaise du côté de l'estomac.

Sur les intestins, les mêmes phénomènes d'irritation

se produisent. Quand on l'administre en lavement, les malades accusent une sensation de cuisson et de brûlure dans le gros intestin, et du ténesme rectal. Même par la voie interne, le chloral irrite légèrement l'intestin ; il donne quelquefois de la diarrhée (Constantin Paul) ; nous avons nous-même vu, dans le service de M. Delpech, un cas de constipation rebelle, qui avait résisté à toutes les médications, et qui cessa le jour même où l'on commença d'administrer le chloral (dans un autre but). Pendant tout le temps que l'on continua ce médicament, la malade alla régulièrement chaque matin à la selle, et, lorsqu'on l'interrompit, la constipation reparut.

II. — *Effets généraux du chloral.*

Les effets généraux de l'hydrate de chloral s'exercent surtout sur le système nerveux. Nous étudierons successivement son action principale, c'est-à-dire le sommeil qu'il produit, puis son action sur la sensibilité et sur le mouvement ; ensuite, nous dirons quelques mots de son action sur la respiration et la circulation.

a. *Action hypnotique du chloral.*

Le sommeil est un des premiers et des plus constants effets produits par l'hydrate de chloral ; il commence, en général, un quart-d'heure ou une demi-heure après l'administration du médicament. D'après certains auteurs, il serait précédé d'une période d'excitation dont les phénomènes se confondraient avec les débuts du sommeil ; et en effet, nous avons constaté nous-même, avant le sommeil proprement dit, une sorte d'ivresse ou d'hébétude des animaux mis en observation; d'un autre côté, chez les malades, il y a de même une période de demi-somnolence et de demi-ivresse, pendant laquelle ils s'agitent quelquefois, et parlent d'une façon incohérente. Mais, nous le verrons tout à l'heure, il n'y a pas là l'hyperesthésie que certains auteurs ont voulu y voir. Ensuite le sommeil s'établit peu à peu; au bout d'une heure environ, au début de la période d'anesthésie, il est complet; il reste à peu près aussi profond pendant toute sa durée, seulement il devient plus léger dans les deux heures environ qui précèdent le réveil.

Le sommeil est profond et analogue au sommeil normal, il n'est pas troublé par des rêves, il n'est accompagné ni d'excitation psychique, ni d'agitation musculaire. Il faut des excitations assez vives pour réveiller le malade, quand il est au plus fort du narcotisme; il murmure, dit quelques mots incohérents, fait quelques mouvements et se rendort. Le sommeil, avec les doses moyennes, dure, chez l'homme, de 8 à 10 heures, quand il n'est troublé ni par du bruit, ni par d'autres agitations extérieures. Le réveil se fait sans accidents fâcheux.

Généralement, les malades n'accusent ni douleurs d'estomac, ni pesanteur de tête, ni céphalalgie, comme cela arrive si souvent après l'emploi des opiacés.

De plus, tandis qu'avec l'opium on est obligé d'élever progressivement les doses, pour continuer à produire les mêmes effets, cela n'est pas nécessaire avec l'hydrate de chloral.

B. *Effets de l'hydrate de chloral sur la sensibilité.*

Les effets anesthésiques de l'hydrate de chloral, sont bien moins marqués que ses effets soporifiques.

Certains auteurs même les ont contestés complétement.
Ainsi M. Demarquay soutient qu'il y a hyperesthésie pendant tout le temps du sommeil. MM. Dieulafoy et Krishaber disent qu'au-dessous de 2 gr., il
y a hypéresthésie chez l'homme ; ils ajoutent que l'a-
nesthésie est toujours précédée d'hyperesthésie et que
le sommeil est possible dans les deux états. Il nous est
impossible d'admettre cette opinion, qui n'est fondée
sur aucune preuve : en effet, c'est uniquement d'après
l'intensité des mouvements réflexes que ces observateurs ont admis de l'hypéresthésie, et rien ne prouve
que les sujets en expérience aient eu la perception des
impressions sensitives. Cette exagération des mouvements réflexes, analogue, du reste, à celle qui se produit dans le sommeil naturel, s'explique fort bien,
comme nous le verrons plus tard, par l'action de l'hydrate de chloral qui s'exerce d'abord sur le cerveau.

Cependant l'action anesthésique est bien nette, et
actuellement tous les auteurs l'admettent. Cette anesthésie est, du reste, beaucoup plus courte que le sommeil. Ainsi, tandis que le sommeil peut durer de 8 à
10 heures, la période d'anesthésie complète avec sus-
pension des mouvements réflexes, ne dure guère
qu'une demi-heure (Richardson).

Elle survient du reste tardivement. Ainsi, nous
nous sommes assurés nous-même, dans quelques
expériences que nous avons faites au Collége de
France, sous la direction de M. Ranvier, que, l'ivresse
survenant au bout de 5 ou 6 minutes environ, le sommeil était complet au bout de 10 à 15 minutes ; à cette
époque, la grenouille se laissait placer dans toutes les
positions, du moment qu'on agissait avec ménage-
ment. Mais bien qu'elle ne fit aucun mouvement spon-
tané, ses mouvements réflexes étaient encore très-

intenses ; au moindre pincement, elle réagissait
énergiquement, et ce ne fut guère qu'une heure après
l'administration du chloral que les mouvements
réflexes cessèrent complétement. Cet état d'insensibilité complète ne dura guère qu'une heure, tandis que
le réveil complet n'eut lieu que 8 heures environ
après (1).

(1) Nous avons fait quatre expériences sur des grenouilles.

1re *Expérience* : Nous avons mis deux grenouilles, l'une dans
une solution de chloral au 1/1000, l'autre dans une solution de
chloroforme au 1/1000. La première grenouille n'a éprouvé aucun
effet quelconque apparent, même au bout de deux heures. — La
seconde s'est trouvée, au bout de dix minutes, dans un état d'anesthésie complète, dont elle est revenue deux heures après ; (elle
avait été mise au frais : nous opérions par une température de
29° centigr.).

2e *Expérience* : On injecte sous la peau du dos d'une grenouille
0 gr. 05 centigr. d'hydrate de chloral dissous dans 2 cent. cubes
d'eau ; et sur une seconde grenouille, à peu près de même taille,
on injecte 4 centim. cubes d'eau saturée de chloroforme (environ
0 gr. 02 centigr.). Au bout de six minutes, la seconde grenouille
(chloroforme) est déjà dans un état d'anesthésie complète, avec
abolition des mouvements réflexes. Une demi-heure après, la sensibilité est encore complétement abolie, mais le pouvoir électro-
moteur des nerfs est conservé (le nerf sciatique dénudé et éprouvé
à la pince électrique, avec un très-faible courant, donne des contractions dans la patte correspondante). Les muscles éprouvés à
la pince électrique ont des contractions fibrillaires ; le cœur continue à battre pendant plusieurs heures.

La première grenouille (hydrate de chloral) est, au bout de dix
minutes, dans un état d'hébétude complet, mais elle est encore
très-sensible ; au bout de quarante-cinq minutes, elle est complétement anesthésiée et n'a plus de mouvements réflexes. A la pince
électrique, même effet que sur l'autre grenouille : l'anesthésie
complète se prolonge pendant plusieurs heures, et le cœur continue à battre.

3e *Expérience* : Grenouille vigoureuse mise dans une solution
d'hydrate de chloral au 1/100. Au bout de cinq minutes on la retire ; elle est dans un état de narcotisme complet, mais elle a des
mouvements réflexes très-violents, quand on lui pince la patte.
Le cœur continue à battre régulièrement ; la respiration est suspendue au bout de dix minutes ; la résolution et l'anesthésie sont
complètes ; les mouvements réflexes sont abolis. Au bout d'une

Pendant cette période relativement courte d'anesthésie, la conjonctive oculaire serait insensible (Léon Labbé) ; on sait qu'elle ne l'est pas dans l'anesthésie chloroformique. — En revanche, d'après M. Jastrowitz, médecin de la Charité de Berlin, la muqueuse de la cloison nasale reste seule irritable, et c'est sur elle qu'il faut agir lorsqu'ou veut réveiller les patients immédiatement.

C. Effets du chloral sur la motilité.

On ne sait, jusqu'à présent, que peu de chose de l'influence du chloral sur la motilité ; ce qu'il y a de certain, c'est qu'il produit la résolution musculaire, et cela, pendant une période plus longue que l'anesthésie.

Nous avons vu ci-dessus que les mouvements volontaires sont abolis les premiers. Ce que l'animal perd d'abord, c'est ce qu'on appelle le sens musculaire,

heure et quart, le narcotisme continue à être complet : mais, avec des excitations très-intenses, on obtient quelques mouvements réflexes. Au bout d'une heure et demie, la respiration se rétablit (25 respirations par minute). A partir de ce moment, les mouvements réflexes sont revenus, mais, cinq heures après, le narcotisme est encore assez complet pour qu'on puisse renverser la grenouille sur le dos et qu'elle reste dans cette position. Le réveil complet n'a lieu que huit à dix heures après.

4ᵉ Expérience : Grenouille vigoureuse, plongée pendant quinze minutes dans une solution de chloral au 1/200. Retirée de la solution, elle se trouve narcotisée comme la précédente et reste immobile dans quelque position qu'on la place (quand on agit avec douceur). Les mouvements réflexes sont extrêmement intenses ; il suffit de la pincer pour qu'elle saute avec une grande énergie. Au bout de vingt-cinq minutes, le narcotisme a augmenté ; mais les mouvements réflexes sont encore intenses. Ce n'est qu'au bout d'une heure que l'anesthésie est très-marquée, et les mouvements réflexes abolis. Cette anesthésie ne dure pas longtemps, tandis que le sommeil dure environ sept à huit heures.

c'est-à-dire la notion de la position relative de ses membres. C'est ce qui fait que les grenouilles restent sur le dos et que les lapins restent dans toutes les positions où on les place.

Les mouvements réflexes persistent beaucoup plus longtemps que les mouvements volontaires. Tous les observateurs sont d'accord sur ce fait, et nous l'avons vu confirmé par nos expériences. Ces mouvements réflexes sont même plus intenses pendant le commencement de la narcose chloralique qu'à l'état normal. Ce fait ne peut s'expliquer, d'après nous, qu'en admettant que le chloral agit d'abord sur le cerveau et sur le centre des mouvements volontaires ; pendant cette période, la moelle épinière, soustraite à l'action coordinatrice et régulatrice du cerveau, donne des réponses réflexes beaucoup plus intenses aux excitations sensitives.

Dans l'anesthésie complète, les mouvements réflexes eux-mêmes sont abolis, et alors il est évident que la moelle épinière et le cerveau sont tous deux sous l'influence du narcotisme. C'est là la période d'anesthésie vraie, dont nous avons déjà fait remarquer plus haut la brièveté, par rapport à la durée du sommeil.

Ce sont aussi les mouvements réflexes qui reviennent les premiers, et le retour complet des mouvements volontaires coïncide avec la cessation du sommeil.

Quant aux muscles de la vie organique, s'ils sont atteints par l'action du chloral, ce n'est qu'en dernier lieu et avec des doses toxiques. M. Liebreich a constaté, en effet, sur des lapins plongés dans la résolution musculaire la plus complète, des contractions péristaltiques très-vives, que l'on percevait nettement, en appliquant la main sur la paroi abdominale. Nous regrettons de n'avoir pas fait quelques expériences sur ce point de physiologie intéressant et intimement lié à la question du chloral dans les accouchements.

D. *Effets de l'hydrate de chloral sur le sang, la respiration, la circulation et la température.*

1° *Action de l'hydrate de chloral sur le sang.*—Nous devons dire, avant tout, que les doses moyennes ou hérapeutiques du chloral ne produisent aucun effet appréciable sur le sang, tant qu'il est contenu dans le système circulatoire (Richardson, Léon Labbé). Cependant, nous allons donner, en peu de mots, les résultats des expériences intéressantes de M. Richardson. Ce physiologiste distingué a ajouté du chloral à du sang frais, et il a constaté l'odeur de chloroforme ; il a remarqué, en outre, que la coagulabilité du sang était diminuée, les globules étaient crénelés et ridés, le sang avait un aspect brun-noir, tout à fait analogue à celui qu'il prend lorsqu'il est traité par l'acide formique et les formiates alcalins. (Nous avons nous-même constaté cette couleur brun foncé du sang frais mêlé à l'hydrate de chloral.) A haute dose et en dehors de l'organisme, le chloral détruit complétement les globules, le sang se conserve liquide pendant un ou deux mois, mais il s'y produit une décomposition partielle qui prouve que l'hydrate de chloral n'est pas un bon antiseptique ; nous répétons que tous ces phénomènes d'altération de sang ne se produisent qu'avec des doses toxiques.

2° *Action de l'hydrate de chloral sur la respiration et la circulation.*—D'après tous les auteurs, en commençant par M. Liebreich, le nombre des respirations et des pulsations diminue pendant le sommeil chlora-

lique ; du reste, rien d'étonnant à cela, puisque le
même fait se passe dans le sommeil normal. Mais ce
qu'il faut noter, c'est que la respiration se ralentit
avant les mouvements du cœur, et qu'elle s'arrête
complétement longtemps avant que le cœur ait cessé
de battre. (Il en est de même dans l'action du chloroforme, Richardson.)

D'après la plupart des observateurs, il ne se produit
pas de congestion : ni hyperémie encéphalique, ni hyperémie pulmonaire. Cependant, quelques auteurs,
M. Demarquay en France, et MM. Drasche et Benedikt à Vienne, admettent une certaine congestion ;
M. Drasche a constaté la turgescence de la face ;
M. Demarquay a vu les muqueuses oculaires et pal-
pébrales injectées, les oreilles du lapin vascularisées ;
ce sont, en général, des effets analogues à ceux qui
suivent la section du sympathique au cou. Ces faits
sont en contradiction avec l'action vaso-motrice que
la plupart des observateurs attribuent au chloral
(Gubler). Nous ne pourrions les expliquer, s'ils sont
bien constatés, que par la paralysie des muscles vas-
culaires, due à de trop fortes doses d'hydrate de
chloral.

Tous les auteurs attribuent la mort à l'arrêt du
cœur ; mais M. Richardson, d'accord avec M. Liebreich et plusieurs autres, admet que le cœur meurt
le dernier. Il a vu la circulation se continuer dans la
membrane interdigitale de la grenouille, même après
que celle-ci avait cessé de donner tout autre signe de vie.
M. Gubler, au contraire, pense que le cœur meurt le
premier et qu'il s'arrête même avant que la grenouille
ait cessé de donner des mouvements réflexes.

Voici l'expérience sur laquelle il se fonde : il a plongé
comparativement deux grenouilles, la première, dans

la vapeur de chloroforme; la seconde, dans un bocal
où il faisait arriver, par en haut, de la vapeur de
chloral anhydre. La grenouille mise dans le chloroforme fut anesthésiée au bout de fort peu de temps;
son cœur continua à battre et sa respiration ne fut pas
suspendue. Au contraire, la grenouille placée dans le
chloral s'agita violemment, un enduit visqueux se
produisit à la surface de son corps, puis, survinrent
de véritables convulsions, comme tétaniques, qui s'af-
faiblirent bientôt; pendant ce temps, la grenouille
conservait la faculté d'exécuter des mouvements ré
flexes, et la lutte continua jusqu'au bout; quand elle
cessa, la grenouille était morte. M. Gubler constate
que, chez la grenouille chloralisée, le cœur a cessé de
battre le premier; l'immobilité générale n'est venue
qu'ensuite; « la grenouille meurt donc, comme si le
chloral était un poison du cœur, tandis que le chloroforme n'agit que sur les nerfs sensitifs ou sur la cel-
lule nerveuse sensitive. »

Nous devons avouer que l'expérience de M. Gubler
ne nous paraît pas concluante; il déclare lui-même, à
un autre endroit, que le chloral anhydre est un irritant à l'égal des acides les plus énergiques. Ce chloral
anhydre est donc, de l'aveu même de M. Gubler, un
agent tout à fait différent de l'hydrate de chloral.
Cette expérience ne peut donc pas donner d'indications
sur l'action physiologique du *chloral hydraté*, et nous
croyons que l'irritation violente produite par le chloral
caustique est la cause des phénomènes singuliers ob-
servés par M. Gubler.

3° *Action de l'hydrate de chloral sur la température.* — D'après tous les auteurs, la température est
abaissée (Liebreich, Gubler, Léon Labbé, Richardson).
M. Richardson, entre autres, a constaté, dans un en-

semble de 50 expériences, un abaissement constant de la température ; elle diminuait de 2 à 8 degrés Farenheit (1° à 4° centig.) ; il a même noté, avec étonnement, que les animaux dont la température était descendue de 4 degrés centigr. revenaient à la vie. La plupart des autres observateurs n'ont pas constaté une diminution de température aussi considérable (ils ne notent guère plus de 1 degré centigr.) ; et, en effet, le ralentissement de la respiration et de la circulation ne nous paraît pas suffisant pour expliquer un abaissement aussi notable.

§ 3. *Mode et voies d'élimination de l'hydrate de chloral ; sa transformation dans l'organisme ?*

On ne sait encore que fort peu de choses sur le mode d'élimination du chloral. Il doit évidemment s'éliminer par la muqueuse urinaire, puisque l'on a constaté qu'il produisait du ténesme vésical. (Maxwell Adams).

Il est probable, d'autre part, qu'il s'élimine aussi par la muqueuse pulmonaire, puisque certains observateurs ont reconnu que l'haleine avait l'odeur de chloral, tandis que d'autres y trouvaient une odeur de chloroforme.

Ceci nous amène à parler de la discussion la plus importante qui s'est engagée sur le mode d'action de l'hydrate de chloral ; il s'agit de savoir si réellement, comme le pensait Liebreich, le chloral produit ses effets en se dédoublant en chloroforme, ou bien s'il n'agit qu'en tant que chloral.

Les premiers expérimentateurs anglais et allemands se sont généralement rangés à l'opinion de Liebreich : ainsi Jastrowitz de Berlin, et surtout Richardson, qui avait été chargé, par la *British association for advancement of science*, de répéter et de critiquer les expériences de Liebreich, et qui a fait à cette occasion une étude fort complète des propriétés de l'hydrate de chloral. Ces auteurs, et plusieurs autres que nous ne saurions citer ici, s'appuient sur les faits suivants :

Le chloral mêlé au sang frais exhale une odeur de chloroforme.

L'haleine des malades auxquels on a administré du chloral exhale, après quelques minutes, l'odeur du chloroforme.

La décomposition du sang produite par le chloral, est analogue à celle produite par l'acide formique ou les formiates.

Le chloroforme, injecté par voie sous-cutanée, ne produit, pas plus que le chloral, un stade d'excitation.

La différence d'action entre ces deux agents, est due à la lenteur de la transformation du chloral.

M. Personne, pharmacien de l'Hôpital de la Pitié, a fait de très-belles expériences dans le but d'étudier la manière dont le chloral se comporte dans le sang. (V. *Comptes rendus de l'Académie des sciences*, 8 nov. 1869, p. 979.) Il a cru devoir en conclure que le chloral se transforme toujours en chloroforme dans l'organisme, et que c'est ainsi qu'il agit.

D'autres auteurs, au contraire, et surtout les observateurs français, n'ont pas admis la transformation du chloral en chloroforme, ou du moins n'ont pas attribué à cette transformation les effets physiologiques constatés.

Ainsi, M. Demarquay constate de l'hyperesthésie pendant tout le temps du sommeil chloralique.

MM. Léon Labbé et Goujon soutiennent que l'haleine a l'odeur du chloral ; que l'insensibilité du globe oculaire existe quand le reste du corps est encore sensible (le contraire a lieu dans le chloroforme) ; enfin, que de minimes doses de chloroforme tuent les animaux auxquels 8 décigr. de chloral n'ont fait que procurer du sommeil.

C'est surtout M. Gubler qui s'est prononcé contre la transformation du chloral en chloroforme. Nous avons cité plus haut ses expériences sur des grenouilles, nous n'y reviendrons pas ici. Pour lui, le chloral et le chloroforme produisent des effets complétement différents : avec le chloral, le sommeil est beaucoup plus rapide ; avec le chloroforme, l'anesthésie est bien plus marquée. — Si le chloral agissait par sa transformation en chloroforme, comment ses effets seraient-ils aussi rapides ? — Pour transformer le chloral en chloroforme, les bicarbonates qui existent dans le sang ne sauraient suffire, il faut des alcalis caustiques. En résumé, pour lui, le chloroforme endort en faisant cesser la douleur, tandis que le chloral fait cesser la douleur parce qu'il endort.

Nous ne saurions nous engager dans la critique de ces diverses opinions ; la discussion est encore pendante, et nous n'avons pas d'observations personnelles qui puissent nous faire pencher d'un côté ou d'un autre.

En résumé, si nous rassemblons les quelques faits certains que nous avons indiqués, nous devons en conclure :

1° Que l'action de l'hydrate de chloral s'exerce d'abord sur le cerveau, c'est-à-dire sur le centre nerveux de l'idéation et des mouvements volontaires ;

2° Que l'hydrate de chloral agit consécutivement sur la moelle épinière d'une façon moins intense et beaucoup moins prolongée que sur le cerveau ;

3° Qu'il n'agit qu'en dernier lieu sur le bulbe (ralentissement léger des mouvements respiratoires) ;

4° Que c'est à la période ultime qu'il agit sur les
ganglions nerveux du cœur de manière à l'arrêter et à
produire la mort.

CHAPITRE III.

PHARMACOLOGIE DU CHLORAL.

I. *Hydrate de chloral; caractères de sa pureté.*

Le chloral anhydre, à cause de son acidité constante,
de son odeur, de sa forme liquide, qui se prête mal à
des dosages exacts pour de faibles quantités, doit être
exclu de la thérapeutique et réservé pour servir de base
à la préparation des produits secondaires.

Le chloral anhydre insoluble n'a pas été employé,
et cependant il serait peut-être intéressant, dit M. Lebaigue, de constater, par des expériences thérapeutiques, quelle peut être l'activité de ce chloral insoluble et par conséquent peu ou point absorbable ;
peut-être y trouverait-on la confirmation ou l'infir-
mation du fait admis par les uns, rejeté par les autres,
du dédoublement, par les alcalis du sang, du chloral
en chloroforme ; peut-être aussi que sous cette forme
de poudre non hygrométrique, il se prêterait à des
préparations pharmaceutiques auxquelles le chloral
liquide ou hydraté ne saurait convenir, poudres com-
posées, pilules, pastilles, etc.

L'hydrate de chloral, au contraire, par sa très-
grande solubilité dans l'eau et les divers sirops, par
son état solide, par sa neutralité, se prête fort bien
à toutes les préparations pharmaceutiques, et peut

facilement s'administrer ; aussi est-ce la seule forme sous laquelle on emploie en chloral en thérapeutique.

Mais, comme pour tant d'autres médicaments, la pureté du chloral est une condition absolue d'efficacité, afin d'éviter tout péril dans son emploi. C'est ainsi que M. Picot, ayant acheté du chloral impur, liquide, n'obtint que des effets d'excitation chez les lapins, à la dose de 1 gr. 8 à 3 gr. De plus, les oreilles de ces lapins devinrent le siége d'un gonflement énorme et d'une suppuration abondante, et finirent par tomber. Nous pensons que c'est également à l'impureté du chloral employé que l'on doit imputer les effets obtenus par M. J.-B. Laborde. Cet expérimentateur, en effet, ayant pris, pendant deux jours de suite, de l'hydrate de chloral, aux doses progressives de 1 gr 50 à gr., eut, dès le second jour, une sensation extrêmement douloureuse au creux épigastrique, de très-vives coliques, un état nauséeux et lipothymique avec sueurs profuses, et ne crut pas devoir pousser plus loin l'expérience.

Comment peut-on s'assurer de la pureté de l'hydrate de chloral?

L'hydrate de chloral, quand il est pur, colore à peine en jaune clair la solution potassique, en dégageant une franche odeur de chloroforme ; la solution devrait même rester incolore. S'il la colore en brun, en dégageant des vapeurs de chloroforme mêlées à des vapeurs chloro-acétiques, il est impur. — Il est également impur, quand il se dégage des gaz irritants d'odeur âcre et désagréable.

Il ne faut pas oublier que l'hydrate de chloral, même le plus pur et le mieux préparé, s'altère rapidement quand il est exposé à l'air, ou seulement conservé dans des flacons non hermétiquement bouchés, il devient acide. Aussi, avant de s'en servir, faut-il toujours le vérifier, et s'il est acide, le neutraliser avec une ou deux gouttes d'ammoniaque.

II. MODES D'ADMINISTRATION.

A. *Injections sous-cutanées.*

Ce fut la première méthode employée par M. Liebreich : les effets obtenus furent toujours excellents, pas d'accidents locaux et promptitude d'action. Il se servait de la solution suivante :

    Hydrate de chloral. . . . 1 gr. 35 à 1 gr. 58
    Eau distillée. . . . . . 2 gr. 7

en trois ponctions à la peau du bras.

M. Namias, médecin de l'hôpital de Venise, a employé souvent l'hydrate de chloral en injections sous-cutanées, à la dose de 1 gr. 50 à 2 gr. ; il n'a jamais eu d'accidents locaux, et se loue beaucoup de cette méthode qui, selon lui, a l'avantage de la rapidité d'action, et ne présente aucun inconvénient, pourvu, ajoute-t-il, qu'on emploie l'hydrate de chloral non acide et d'une grande pureté.

Mais à côté de ces faits, qui sembleraient prouver la parfaite innocuité de l'hydrate de chloral, administré en injections sous-cutanées, nous pourrions enregistrer de nombreuses observations, dans lesquelles on vit des phlegmons, des abcès, des eschares gangreneuses suivies d'ulcérations, se développer à l'endroit des piqûres ; aussi, nous ne saurions recommander cette méthode, qui du reste n'a, selon nous, aucun avantage sur les autres : car, il n'est pas du tout prouvé que l'hydrate de chloral s'absorbe plus rapidement par cette voie que par une autre, et, de plus, il serait im-

possible le plus souvent d'en injecter des doses suffi-
santes pour produire les effets qu'on peut attendre de
ce médicament.

B. *Emploi interne de l'hydrate de chloral.*

1° *Potions.* Le goût amer et désagréable, l'odeur
nauséeuse, l'action irritante de l'hydrate de chloral
sont les trois inconvénients qu'il faut chercher à éviter dans une potion, et même, quelque précaution
qu'on prenne, il est des personnes qui peuvent difficilement avaler ce médicament, sans le vomir pres-
qu'aussitôt.

On comprend qu'il n'y a aucune règle fixe pour for-
muler ces potions, où la dose et le correctif doivent
nécessairement varier, suivant les effets qu'on veut
obtenir et le goût des malades. Ainsi tel malade aime
le goût du sirop d'écorces d'oranges amères, tel autre
préfère le sirop de groseille, un troisième s'accommo-
dera mieux du sirop de Tolu, c'est donc au médecin de
choisir le correctif qui lui semblera le mieux approprié
à la circonstance. En un mot, on formulera la potion
comme on voudra, en évitant toutefois d'y faire entrer
des alcalins qui pourraient provoquer la transformation sur place du chloral en chloroforme.

Voici néanmoins quelques formules :

M. Liebreich emploie la potion suivante :
Hydrate de chloral.   2 gr. 5 déc.
Eau distillée
Sirop d'écorces d'oranges amères | āā 15 —

à prendre en une seule fois (comme hypnotique ordi-
naire)

M: Demarquay formule ainsi :

| Hydrate de chloral | 2 à 4 grammes. |
| Sirop de Tolu | 30 à 60 — |

à prendre, soit en une seule fois, soit par cuillerée à bouche, de demi-heure en demi-heure.

M. Gubler, donne tout simplement le chlora dans de l'eau sucrée:

| Hydrate de chloral | 1 grammè. |
| Eau sucrée | 15 — |

ou bien dans un julep gommeux :

| Hydrate de chloral | 3 grammes. |
| Julep gommeux | 120 — |

à prendre en trois fois.

On peut aussi ajouter les opiacés à l'hydrate de chloral; on a ainsi l'avantage d'aider l'effet hypnotique du médicament et de le faire mieux tolérer.

C'est ainsi que M. Jastrowitz compose sa potion :

Hydrate de chloral	10 gr.
Décoction de mauve	160 gr.
Chlorhydrate de morphine	0 gr. 10 c.

à prendre par cuillerée à bouche toutes les heures jusqu'à effet.

M. Follet et M. Chamouin ont composé chacun un sirop dans lequel chaque cuillerée à bouche contient 1 gr. d'hydrate de chloral, et qui se donne, par conséquent, à la dose de 1 à 5 cuillerées, comme tous les sirops.

b. *Capsules.* — Quel que soit le correctif employé, quel que soit le degré de dilution, les potions à l'hydrate de chloral conservent toujours un goût âcre et désagréable, et produisent une constriction douloureuse du gosier, très-prononcée et même insupportable pour certaines personnes. C'est pour obvier à ces inconvénients, que M. Limousin eut l'idée de renfermer l'hydrate de chloral dans des capsules de gélatine. Chaque capsule contient 0 gr., 33 centigr. d'hydrate de chloral.

MM. Liégeois et Mauriac ont essayé ces capsules à l'Hôpital du Midi. Les résultats obtenus par ces deux médecins ont été satisfaisants.

Quant à nous, nous n'avons pas été aussi heureux; ayant administré deux fois le chloral sous cette forme, à la Maternité de Cochin, dans le service de M. de Saint-Germain (voir observations IX et X), une première fois à la dose de 6 capsules, une seconde fois à la dose de 12 capsules en 3 fois, nous n'avons pas obtenu le moindre sommeil, et de plus, la malade qui avait pris 12 capsules, s'est plainte pendant plusieurs heures de vives douleurs d'estomac.

Du reste, comment pourrait-il en être autrement? la couche gélatineuse des capsules une fois dissoute, les cristaux d'hydrate de chloral se trouvent immédiatement en contact avec la muqueuse stomacale, et y produisent certainement une légère cautérisation. Quant à l'absence de sommeil, nous ne savons trop comment l'expliquer; serait-ce parce que la douleur produite a empêché la malade de s'endormir, ou bien ne serait-ce pas plutôt parceque les cristaux d'hydrate de chloral, en coagulant l'albumine de la muqueuse stomacale, se sont entourés d'une couche albumineuse qui s'est opposée à leur absorption ultérieure?

Quoi qu'il en soit de ces deux explications, nous nous contentons des faits constatés, pour dire que nous n'avons aucune confiance dans cette préparation pharmaceutique, et que nous ne saurions la recommander.

C. *Emploi externe de l'hydrate de chloral.*

1° *Lavement.* — C'est, pensons-nous, la meilleure manière d'administrer l'hydrate de chloral. Cette méthode a tous les avantages sans avoir les inconvénients des autres. On ne doit administrer le lavement au chloral, qu'après avoir préalablement vidé l'intestin par un grand lavement simple, et l'avoir ainsi préparé à absorber le médicament.

La solution d'hydrate de chloral que l'on donne ainsi en lavement, ne devra pas être trop concentrée, pour éviter le sentiment de chaleur et de cuisson, qui résulterait de l'injection dans le rectum d'une petite quantité d'eau, tenant en dissolution des doses assez fortes d'hydrate de chloral.

L'expérience a démontré que le chloral est plus vite absorbé par cette voie que par l'estomac, et qu'il n'est pas nécessaire d'élever les doses.

Si, chez les malades dont nous publions les observations, nous n'avons pas usé de ce mode d'administration, bien que nous le préférions aux autres, c'est que nous avons reculé devant la difficulté qu'il y a à faire garder un lavement à une femme pendant les contractions utérines.

Voici quelques formules de lavement :

> Hydrate de chloral   2 à 4 grammes.
> Eau   200

Ou bien :

> Hydrate de chloral   3
> Laudanum de Sydenham 3 à 5 gouttes.
> Eau   200 grammes.

Autre formule :

    Hydrate de chloral   50 centigr.
    Eau   80 grammes.

M. Marjolin a administré avec succès ce lavement chez un enfant, pour calmer les vives douleurs d'une brûlure étendue

2° *Inhalations.* — M. Richardson a proposé ce mode d'administration, qui, employé chez des animaux, a produit une profonde narcose de une demi-heure.

Pour cela, ce médecin fait dissoudre l'hydrate de chloral dans l'éther, et le fait respirer ainsi.

Nous ne sommes pas en mesure de discuter la valeur de ce procédé ; il en est de même du suivant.

3° *Hydrate de chloral en aspiration.* — Nous lisons en effet dans la *Gazette des hôpitaux* (n° 148, 17 déc. 1869), que M. le docteur Mandl emploie depuis plusieurs semaines, dans son dispensaire, chez les phthisiques et les sujets atteints d'affections bronchiques diverses, des cigarettes à l'hydrate de chloral ; il affirme en avoir obtenu des résultats très-satisfaisants.

III. doses.

Les doses auxquelles on peut donner l'hydrate de chloral varient nécessairement, suivant les âges, suivant les personnes, et aussi suivant les effets qu'on veut obtenir.

Chez les enfants, M. Bouchut est d'avis qu'il ne faut pas dépasser 2 à 3 gr. en une seule fois, et 4 à 5 gr. dans une potion, prise par cuillerées d'heure en heure. Nous avons vu que M. Marjolin, avec une dose de 0,50 centigr. en lavement, a pu calmer chez un enfant les douleurs d'une brûlure étendue.

M. Giraldès donne de 1 à 2 gr. pour obtenir du calme après les grandes opérations. Il a été jusqu'à la dose de 4 gr. dans une potion prise par cuillerée à bouche, toutes les demi-heures, mais il nous a dit que chez les enfants, il ne voudrait pas dépasser cette dose.

Chez les adultes, lorsqu'il s'agit seulement de provoquer le sommeil chez un malade, non en proie à de vives douleurs, une dose de 1 gr. 50 à 2 gr., en une seule fois, suffit ordinairement, surtout chez les personnes déjà affaiblies par une longue maladie.

Mais si l'insomnie est causée par des douleurs violentes, si le malade est vigoureux, il ne faut pas hésiter à administrer l'hydrate de chloral, à la dose de 3 et 4 gr., en une seule fois. Sans quoi, l'on n'obtiendra que des résultats peu satisfaisants et même négatifs.

M. Verneuil, dans un cas de tétanos dont il attribue la guérison au chloral, a donné ce médicament jusqu'à la dose de 12 gr. par jour, sans avoir aucun accident. Mais peut-on en déduire que le chloral, administré à la dose de 12 gr. en 24 heures, est inoffensif, dans tous les cas ? Nous ne le pensons pas, et nous ne voudrions pas tenter l'expérience, car, on sait que le tétanos est une de ces maladies dans lesquelles on peut employer les narcotiques à des doses qui dépassent de beaucoup les doses ordinaires.

Dans l'état actuel de la science, nous ne savons pas jusqu'à quelle dose on peut impunément administrer l'hydrate de chloral ; nous avons entendu parler vaguement d'un cas de mort qui aurait été causé par de trop fortes doses ; nous n'avons pu le découvrir, malgré nos recherches minutieuses, tant dans les journaux français que dans les publications étrangères.

En résumé, nous ne conseillons pas de dépasser les doses suivantes :

1° Chez les enfants, de 0 gr. 50 à 1 gr. 50, en une seule fois, 3 à 4 gr. en plusieurs fois dans la journée.

2° Chez l'adulte, de 1 à 4 gr. en une seule fois, et jusqu'à 6 et 7 gr. dans la journée pour les cas ordinaires.

Antidote du chloral. — M. O. Liebreich a fait des expériences curieuses qui tendent à démontrer que la strychnine est l'antidote du chloral.

Deux lapins de même taille reçoivent chacun 2 grammes de chloral en injection sous-cutanée. Après une demi-heure la résolution musculaire et l'insensibilité sont complètes. Alors on injecte 1 milligramme et demi de strychnine à l'un d'eux, et dix minutes après la respiration et la sensibilité reparaissent, tandis que l'autre lapin qui a reçu 2 grammes de chloral, mais à qui l'on n'a pas fait d'injection de strychnine, meurt après deux heures et demie.

La strychnine a donc agi en sens inverse du chloral, et de plus son action a été tempérée par le chloral déjà absorbé, car :

Injectant 1 milligramme et demi de strychnine sur un lapin à qui l'on n'a pas donné de chloral, l'animal meurt après dix minutes dans des convulsions tétaniques.

Mais si la strychnine est l'antidote du chloral, peut-on dire que réciproquement le chloral soit l'antidote de la strychnine? Malheureusement l'action de la strychnine est beaucoup trop rapide pour qu'on puisse espérer de la combattre par le chloral, qui n'exerce son action que dix minutes ou un quart d'heure après son ingestion.

CHAPITRE IV.

INDICATIONS THÉRAPEUTIQUES DE L'HYDRATE DE CHLORAL

Nous n'avons pas l'intention de traiter ici *in extenso* la question des indications thérapeutiques du chloral. Toutefois, avant de passer à la seconde partie de notre travail, où nous donnons les résultats de nos recherches dans les accouchements, nous voulons jeter un rapide coup d'œil sur les autres cas où le chloral a été employé avec succès. Ce sera, pour ainsi dire, une simple nomenclature, où nous nous abstiendrons de toute critique, n'ayant d'autre but que de mettre sous les yeux de nos lecteurs une espèce de mémorial thérapeutique.

Faisant découler les indications thérapeutiques de l'hydrate de chloral de ses propriétés physiologiques elles-mêmes, nous voyons que ce médicament pourra être employé avantageusement :

Dans les névroses de l'idéation avec exaltation des facultés psychique : il endort.

Dans les névroses de la sensibilité avec hyperestésie : il diminue les douleurs.

Dans les névroses du mouvement avec hypercinèse : il amène la résolution musculaire.

Les observations physiologiques nous ont montré en outre que l'hydrate de chloral, même aux doses faibles, ralentit un peu les battements du cœur et abaisse légèrement la température ; le médicament pourra donc être précieux dans les *inflammations* et dans les *pyrexies*, là où il faut non-seulement éteindre la fièvre, mais surtout calmer les vives souffrances et provoquer un sommeil calme et réparateur.

Enfin, l'hydrate de chloral n'a aucune action fâcheuse sur les voies digestives ; il ne congestionne pas les centres nerveux ; l'organisme ne s'y habitue pas facilement, et l'on n'est pas obligé d'élever progressivement les doses. Ces diverses qualités lui donnent une supériorité bien marquée sur l'opium, qu'il remplacera avantageusement dans beaucoup de cas.

Sans nous étendre plus longuement sur ce sujet, nous allons simplement citer les maladies dans lesquelles le chloral a été employé avec le plus de succès :

Insommnies et délires : manie aiguë, delirium tremens.

Hyperesthésies : névralgies diverses, douleurs produites par les maladies organiques (cancer, phthisie, goutte); douleurs des phlegmasies (arthrite aiguë, etc.), douleurs à la suite des grandes opérations.

Hypercinèses et spasmes : tétanos, chorée, éclampsie, coqueluche.

Les autres essais qu'on a faits n'ayant pas encore, à notre connaissance, amené des résultats certains, nous bornons là nos indications.

DEUXIEME PARTIE.

EMPLOI DE L'HYDRATE DE CHLORAL DANS LES ACCOUCHEMENTS.

Aussitôt que l'on eut reconnu l'action anesthésique de l'éther (et plus tard celle du chloroforme), l'idée vint aux accoucheurs et, en particulier, à M. Simpson qu'il pourrait être avantageux de l'employer dans la pratique des accouchements. Ce chirurgien distingué fit ses premiers essais à Edimbourg et obtint des résul tats tellement satisfaisants que la communication qu'il en fit à la Société obstétricale de cette ville encouragea les accoucheurs anglais à en faire usage dans leur pratique. Les succès qu'ils obtinrent leur firent bien vite adopter l'opinion de Simpson. Suivant eux, il ne pouvait être qu'avantageux d'employer l'éther, non-seulement dans les accouchements laborieux, mais aussi dans les accouchements naturels, puisque l'on supprimait ainsi les douleurs , sans retarder en aucune façon la marche du travail. La seule précaution à prendre était de ne pas faire respirer à la malade une dose de chloroforme assez élevée pour lui ôter tout mouvement et toute conscience du moi ; car, dans ce dernier cas, de l'avis de Simpson lui-même, les contractions utérines peuvent diminuer de fréquence et d'intensité , et même cesser complétement. Simpson et ses partisans avaient constaté que non-seulement le chloroforme faisait disparaître les douleurs et n'arrêtait pas les contractions, mais aussi, d'après leurs observations, ils n'hésitaient pas à dire qu'il n'avait aucune influence fâcheuse ni sur la mère ni sur l'enfant.

Des accoucheurs non moins distingués et, en parti-culier, M. Cazeaux, tout en reconnaissant les avanta-ges que peut avoir l'emploi des anesthésiques dans les accouchements, trouvent que l'on s'est trop peu pré-occupé de ses inconvénients, tels que le danger de l'administration du chloroforme, la difficulté de son emploi dans la pratique en ville, l'abolition de la con-traction volontaire des muscles abdominaux qui est si utile dans la période d'expulsion, etc., etc. ; ces accou-cheurs sont d'avis que le chloroforme, excellent dans les opérations obstétricales, ne doit pas s'employer dans les accouchements naturels. Car, « s'il est permis de faire courir au malade quelque danger, pour lui épargner les atroces douleurs d'une amputation ou de toute autre opération sanglante, est-on suffisamment autorisé à le faire quand il s'agit de l'accomplissement régulier d'une fonction ? » (Cazeaux.)

Un médicament qui, sans avoir les inconvénients du chloroforme, c'est-à-dire le danger et la difficulté de l'administration, pourrait faire cesser les douleurs de l'accouchement, sans arrêter les contractions uté-rines ni causer aucune complication dans la délivrance, ni exercer une action fâcheuse sur la santé de l'enfant, serait, à notre avis, un médicament précieux, et dont l'emploi ne saurait être trop recommandé dans la pra-tique obstétricale.

Tel est le chloral dont on peut résumer ainsi les avantages : administration en général facile, inno-cuité, sommeil rapide, profond, agréable, disparition des douleurs, ou du moins douleurs bien amoindries, travail nullement retardé, délivrance non compliquée. — Les observations que nous publions tendent du moins à le démontrer.

CHAPITRE Ier.

EMPLOI DU CHLORAL DANS LE TRAVAIL NATUREL.

Ce chapitre contient les observations que nous avons recueillies à l'hôpital Cochin ; nous en avons fait ressortir les points saillants, et nous avons ajouté à la fin les quelques conclusions que nous avons pu en tirer.

OBSERVATION I.

Accouchement naturel pendant le sommeil chloralique.

Eugénie C....., 34 ans, d'une très-forte constitution, multipare de son quatrième enfant, vient à Cochin, le 24 janvier 1870, à huit heures du matin.

Le palper, l'auscultation et le toucher vaginal font reconnaître une présentation du sommet en O. I. G. A. ; l'orifice est dilaté de 2 centimètres environ, et, bien que les membranes se soient rompues spontanément le matin à cinq heures et demie, la tête reste encore très-élevée.

A deux heures et demie de l'après-midi, la malade n'ayant pas de contractions, on lui fait prendre un grand bain dans lequel elle reste une heure, et qui a pour effet de provoquer les contractions.

A trois heures quarante les douleurs revenant régulièrement toutes les dix minutes, on donne à la malade 2 grammes d'hydrate de chloral dans 2 cuillerées à bouche de sirop de Tolu.

Trois quarts d'heure environ après l'administration du médicament, cette femme est prise de pesanteur de tête et s'endort profondément, les contractions continuent à se montrer toutes les dix minutes.

A six heures du soir, le sommeil dure encore et est si profond qu'une fille de salle doit, pour obtenir des réponses de la malade, l'interpeller plusieurs fois.

A ce moment, elle se réveille complétement; le toucher nous démontre que le travail a marché régulièrement ; l'orifice est dilaté de 5 centimètres environ ; la tête est très-bas, appuyant fortement sur l'orifice. La malade, malgré ces contractions, n'a pas eu conscience de la moindre douleur.

A sept heures la dilation est complète; la malade s'est rendormie.

A sept heures dix, l'accouchement se fait naturellement ; une

seule douleur, la dernière, est perçue par la malade, encore
n'est-elle pas très-forte.

L'enfant, pesant 3000 gr., naît en bon état.

La délivrance est naturelle.

N. B. — Cette femme nous dit ne pas avoir souffert beaucoup
à ses accouchements antérieurs, mais toutefois beaucoup plus
qu'à celui-ci.

Ce premier essai fut, comme on peut le voir, très-
heureux. La malade, il est vrai, était dans d'excel-
lentes conditions : multipare de son quatrième enfant,
et n'ayant pas beaucoup souffert à ses accouchements
lantérieurs. Néanmoins, nous ne pouvons faire autre
ment qu'attribuer au sommeil chloralique l'absence
complète de douleurs. Nous devons également faire
remarquer, dès à présent, que malgré le sommeil profond dans lequel fut plongée cette femme, les contractions utérines ne s'arrêtèrent pas, et revinrent très-
régulièrement.

Dans l'observation suivante, nous voyons le travail
s'arrêter. Mais peut-on attribuer ce retard à l'action
du chloral? Nous ne le pensons pas. Car ce médicament ne pourrait agir que sur les contractions elles-
mêmes ; or nous voyons que pendant le sommeil
chloralique qui dura 2 h. 20 m., les contractions ne
cessèrent pas, et même au réveil de la malade, elles
étaient aussi douloureuses qu'avant l'administration
du chloral. Si la dilatation du col ne s'est pas faite, et
est restée au même point, depuis 10 heures du soir
jusqu'à 7 heures du matin, malgré les contractions,
c'est évidemment que la grande quantité de liquide
amniotique empêchait la tête d'appuyer sur l'orifice.
En effet, à peine les membranes étaient-elles rompues,
que les contractions devinrent efficaces ; la dilatation
se fit rapidement, et à 9 heures et demie du matin,
l'accouchement était terminée,

OBSERVATION II.

Travail long. — Hydramnios. — Administration du chloral. — Accouchemen
naturel.

Victorine C..., blanchisseuse, âgée de 21 ans, de constitution lymphatique, primipare, entre à Cochin, le 22 janvier 1870, à 6 heures du soir.

La paroi abdominale est très-infiltrée ; au toucher vaginal, on reconnaît un col presque effacé, largement ouvert, à travers lequel on sent les membranes intactes ; en refoulant celles-ci, on constate une présentation du sommet en position O. I. D. P. ; la tête est très-mobile encore.

Quelques contractions irrégulières se montrent jusqu'au 24 janvier, à 10 heures du soir. A partir de ce moment, les contractions reviennent régulièrement toutes les 8 ou 10 minutes ; l'orifice est dilaté de 3 centimètres environ.

A 10 heures 40 minutes, on administre 2 grammes d'hydrate de chloral dissous dans deux cuillerées à bouche de sirop de Tolu.

La malade s'endort à 11 heures et ne se réveille qu'à 2 heures 20 minutes du matin.

De 2 heures 20 minutes à 6 heures du matin, notre malade ne dort plus ; les contractions sont aussi douloureuses qu'avant l'administration du médicament.

A 6 heures du matin elle se rendort de nouveau et se réveille à 7 heures.

A ce moment, le toucher fait constater que l'orifice n'est pas plus dilaté que la veille ; les membranes bombent, on les rompt, et il s'écoule environ 1000 grammes de liquide amniotique (hydramnios).

A partir de la rupture des membranes, le travail marche très-vite ; les contractions sont très-violentes, et la malade accouche à 9 heures et demie du matin, le 25 janvier, d'un enfant très-gros, pesant 3900 grammes.

OBSERVATION III.

Travail douloureux. — Deux doses de chloral. — Sommeil incomplet. — Accou-
chement naturel.

Aimée C..., secondipare, 26 ans, d'une forte constitution,

arrive à la salle d'accouchements, le 26 janvier 1870, à 9 heures du matin. Elle vient de perdre de l'eau ; l'orifice est dilaté de 3 centimètres environ. Aux douleurs lombaires qui existaient déjà depuis la veille, s'ajoutent bientôt des contractions douloureuses de l'utérus.

A 10 heures et demie du matin, les douleurs étant très-vives, on administre à cette femme 2 grammes d'hydrate de chloral, dissous dans une cuillerée à bouche de sirop de Tolu.

La malade prend le médicament sans trop de dégoût, mais ne s'endort pas.

A 11 heures et demie, on lui donne une nouvelle dose de 2 grammes, qui suffit, cette fois, à la faire dormir dans l'intervalle des contractions ; mais à chaque douleur, elle s'éveille et souffre beaucoup.

A midi et demi, la dilatation est devenue complète, et la malade accouche à midi trois quarts, d'une fille vivante, pesant 3170 grammes.

La délivrance est naturelle.

Dans cette observation, l'absence de sommeil doi être attribuée, selon nous, aux douleurs vives qui empêchèrent la femme de s'endormir, et peut-être aussi à la dose trop faible (2 gr.) de chloral, la malade étant d'une constitution vigoureuse ; et si la seconde dose, quoique égale à la première, put provoquer le sommeil, c'est que son action s'ajouta à celle du chloral qui était déjà dans l'organisme, mais en trop petite quantité pour y produire un effet appréciable. Du reste, ce sommeil, très-léger, cessait à chaque contraction, dont la douleur n'était nullement amoindrie.

OBSERVATION IV.

Adèle C..., brunisseuse, 26 ans, primipare, assez bonne constitution, vient à Cochin, le 28 janvier 1870, à 1 heure et demie de l'après-midi. Elle a eu des douleurs lombaires pendant une partie de la nuit et toute la matinée, ce n'est que vers midi que les douleurs abdominales commencent à se montrer. A son arrivée, l'orifice est dilaté de 3 centimètres environ, la tête se présente en O. I. G. A.

A 1 heure et demie, on donne à la malade 2 grammes d'hydrate de chloral dans 30 grammes de sirop de Tolu.

10 minutes après, elle est prise d'une envie irrésistible de dormir; toutefois, elle s'endort difficilement à cause du bruit qui se fait dans la salle.

A 2 heures 10 minutes, on administre encore 1 gramme d'hydrate de chloral dans une cuillerée à bouche de sirop de Tolu.

A 2 heures 40 minutes, sommeil profond, interrompu par les douleurs.

A 3 heures 20 minutes, nouvelle dose de 1 gramme d'hydrate de chloral.

La malade continue à dormir dans l'intervalle des contractions, mais elle est réveillée par les douleurs.

De 4 heures du soir à 5 heures, la malade n'a que 3 contractions, et s'éveille à chacune d'elle, pour se rendormir ensuite.

A 5 heures, orifice dilaté de 4 centimètres, les membranes étant tombantes, on les rompt, alors la tête s'abaisse de plus en plus, les douleurs reviennent avec plus de force et de fréquence.

A 6 heures et demie, la dilatation est complète, et à 6 heures trois quarts, la femme accouche d'un garçon pesant 3550 gr.

Délivrance naturelle.

La malade continue à dormir encore une heure après l'accouchement.

Une chose intéressante à noter dans cette observation, est que le bruit qu'on faisait dans la salle d'accouchement empêchait la malade de s'endormir. Il faut en effet, autant que possible, pour obtenir par le chloral un sommeil rapide, éloigner du malade toutes les causes d'agitation extérieures. Nous voyons, en outre, que les 4 gr. de chloral, donnés en 3 fois, à 35 minutes d'intervalle, provoquèrent un sommeil assez long, puisqu'il dura pendant 5 heures, mais pas assez profond pour empêcher la malade d'avoir conscience des douleurs. Si, au lieu de donner les 4 gr. en trois fois, nous les eussions donnés d'un seul coup, nous aurions peut-être produit un sommeil non moins durable et plus profond.

OBSERVATION V.

Accouchement naturel après administration du chloral.

Alphonsine C...., primipare, âgée de 21 ans, de très-forte constitution, vient à Cochin, le 29 janvier 1870, à six heures du soir. Les contractions sont peu fortes et très irrégulières. Le 30 janvier au soir, les contractions apparaissent toutes les cinq minutes ; les douleurs sont très-vives ; l'orifice est dilaté de 2 centimètres environ et mince.

3 grammes d'hydrate de chloral, dissous dans 30 gr. de sirop de Tolu, sont administrés à la malade à neuf heures du soir.

Dix minutes après l'administration du médicament, la femme s'endort ; elle se réveille au moment des contractions.

A onze heures, la malade se réveille tout à fait, les douleurs sont très-fortes et très-fréquentes.

A minuit et demi, dilatation complète.

A deux heures du matin, 31 janvier, accouchement naturel d'une fille très-forte.

Délivrance naturelle.

OBSERVATION VI.

Travail long. — Emploi du chloral. — Sommeil. — Emploi de l'électricité. — Accouchement naturel.

Léontine R...., primipare, 19 ans, vient à Cochin, à cinq heures du soir, le 5 février 1870.

A huit heures sept minutes, les douleurs étant très-vives, et l'orifice dilaté de 2 centimètres environ, on lui fait prendre 4 grammes d'hydrate de chloral, dans 40 grammes de sirop de Tolu, en une seule fois. Quelques instants après, la malade devient très-loquace ; elle parle constamment mais lentement, sans aucune agitation.

Cet état, dont la malade n'avait aucun souvenir le lendemain, dure jusqu'à huit heures et demie ; à ce moment, elle s'endort très-profondément et est réveillée à neuf heures un quart par une contraction très-douloureuse, puis se rendort presque aussitôt après.

A dix heures, elle s'éveille de nouveau, mais ses douleurs sont beaucoup moins fortes.

A onze heures, elle se rendort; quand une contraction a lieu, elle remue un peu, mais ne s'éveille pas complétement.

A sept heures du matin, le lendemain, la malade se réveille tout à fait, l'orifice n'est, à ce moment, guère plus dilaté que la veille.

A huit heures dix minutes, on électrise la malade pendant vingt minutes; l'orifice perd de son épaisseur, mais ne s'agrandit pas ; on rompt les membranes.

A neuf heures et demi, l'orifice étant dilaté de 3 centimètres, on emploie de nouveau l'électricité pendant vingt minutes.

A dix heures et demi la dilatation est complète, et la femme accouche, à onze heures, d'un garçon pesant 3250 grammes.

Délivrance naturelle.

Probablement le chloral n'a pas été tout à fait étranger, dans ce cas, à l'arrêt du travail ; du moins, nous ne voyons aucune cause ayant pu produire ainsi le ralentissement graduel jusqu'à la cessation complète des contractions qui étaient, avant l'administration du chloral, vives et régulières. La dose employée avait-elle été trop forte? Nous ne saurions le dire ; en tous cas, la légère excitation qui s'est manifestée immédiatement après l'ingestion du chloral, n'en serait pas une preuve ; car nous avons vu dans le chapitre de physiologie que cette excitation se produit assez souvent, et nous avons dit ce qu'il fallait en penser.

Quant à l'électrisation, qui, comme on peut le voir, fit renaître les contractions, nous n'avons pas à nous en occuper ici ; on connaît suffisamment par les communications de M de Saint-Germain, l'action de cet agent, nouveau dans son application.

OBSERVATION VII.

Travail douloureux et rapide.   Inefficacité du chloral.

Adèle B....., primipare, âgée de 25 ans, d'une bonne constitution, vient à Cochin le 5 février 1870, à sept heures du soir.

A sept heures quarante, la dilatation étant de 4 centimètres et les douleurs très-fortes, on donne à la malade 3 grammes d'hydrate de chloral dans 30 grammes de sirop de Tolu.

Les douleurs continuent à se montrer très-vives, la malade ne s'endort pas et accouche à huit heures et demie.

Nous devons attribuer ici l'insuccès complet du chloral, à la marche rapide du travail, l'accouchement s'étant terminé à peine trois quarts d'heure après l'administration du médicament.

OBSERVATION VIII.

Accouchement naturel. — Sommeil chloralique profond. — Absence presque complète de douleurs.

Hortense B...., 27 ans, d'une constitution robuste, est au terme d'une seconde grossesse. Le 9 février, avant toute apparence de début du travail, les membranes se rompent et la malade perd une petite quantité d'eau.

Le 10 février 1870, à dix heures et demi du matin, le toucher vaginal fait constater un orifice de 2 centimètres, souple et encore épais. Le sommet se présente en position O. I. G. A., et des contractions très-douloureuses reviennent toutes les six ou huit minutes ; on fait prendre 3 grammes d'hydrate de chloral dissous dans 2 cuillerées à bouche de sirop de Tolu.

A dix heures trois quarts, c'est-à-dire un quart d'heure après l'administration du médicament, la malade s'assoupit un peu, et se réveille à midi. Pendant tout ce temps, les contractions sont revenues régulièrement, la malade dit en avoir eu conscience, mais n'avoir presque pas souffert.

A midi et demie la malade se rendort de nouveau ; les contractions continuent, deviennent plus prolongées, et sont assez intenses pour lui arracher quelques plaintes, sans cependant la réveiller complétement.

A une heure, l'orifice était dilaté de 4 centimètres et très-mince. A ce moment, un léger frisson réveille la malade ; elle se rendort bientôt, mais n'a qu'un sommeil léger, interrompu à chaque contraction.

A trois heures, la dilatation est complète, et l'accouchement se fait naturellement à trois heures et demie. — La délivrance s'effectue naturellement cinq minutes après.

En somme, cette malade nous dit avoir beaucoup moins souffert à cet accouchement qu'à son premier.

Nous pouvons regarder cette observation comme un succès presque complet du chloral, puisque d'une part les contractions sont revenues aussi régulièrement après qu'avant l'administration du chloral, et d'autre part, le sommeil a été assez profond pour que les douleurs ne fussent pas perçues par la malade, ou du moins ne la réveillassent qu'incomplètement. De son aveu même, cette femme a beaucoup moins souffert qu'à son accouchement précédent.

OBSERVATION IX.

Travail douloureux. — Administration de 6 capsules de chloral. — Pas de sommeil. — Accouchement naturel.

Adèle D..., papetière, âgée de 21 ans, de constitution délicate, entre à Cochin, le 24 juin 1870, à 4 heures trois quarts de l'après-midi.

Le col est dilaté de 4 centimètres environ ; les membranes sont rompues depuis 2 heures de l'après-midi ; le sommet se présente en position O. I. G. A. Douleurs très-intenses survenant régulièrement toutes les 10 minutes.

A 4 heures trois quarts du soir, on administre 6 capsules de chloral (2 grammes).

Vers 6 heures, la malade manifeste de la somnolence entre les contractions, mais elle ne s'endort pas complétement.

Les contractions continuent et deviennent même plus fréquentes.

A 11 heures du soir, la tête franchit l'orifice utérin et l'accouchement se termine naturellement, à minuit 20 minutes. L'enfant, du sexe féminin, naît en bon état, et pesant 3050 gr Délivrance naturelle.

OBSERVATION X.

Travail douloureux.—Administration successive de 12 capsules de chloral.—Pas de sommeil.—Douleur gastralgiques.—Accouchement naturel.

Joséphine L..., âgée de 20 ans, primipare, d'une bonne constitution.

Le 28 juin 1870, vers midi, elle ressent les premières douleurs de l'enfantement, douleurs qui restent peu intenses jusqu'à 8 heures du soir.

A ce moment, elle entre à la Maternité de Cochin; les douleurs se répètent toutes les 5 minutes et sont très-fortes. On administre 6 pilules de chloral.

A 8 heures et demie, le sommeil ne débutant pas, on administre 3 nouvelles capsules contenant du chloral.

A 9 heures, pas de sommeil, 3 nouvelles capsules, en tout 12 capsules, contenant 4 grammes d'hydrate de chloral.

A 10 heures, la malade accuse des douleurs très-vives dans la région épigastrique et ne cesse de s'en plaindre jusqu'au moment de l'accouchement, qui se termine à 11 heures.

A 11 heures et demie, la malade s'endort; elle est réveillée à minuit par les mêmes douleurs stomacales.

Les contractions ne se sont pas ralenties un seul instant. Poids de l'enfant, 3000 grammes.

Dans les deux observations qui précèdent, l'absence complète de sommeil doit être attribuée à la forme capsulaire sous laquelle nous avons administré le chloral. Nous en avons déjà parlé dans la première partie de notre étude.

OBSERVATION XI.

Accouchement naturel.—Emploi du chloral avec succès.

Hélène R..., âgée de 20 ans, d'une bonne constitution, primipare, vient à Cochin, le 6 juillet 1870.

Les premières contractions utérines se montrent le 7 juillet, vers 4 heures du matin; quelques douleurs lombaires avaient précédé la déclaration nette du travail.

De 8 à 10 heures, contractions très-fortes, durant une minute environ, et espacées par 3 ou 4 minutes d'intervalle. Des douleurs lombaires violentes surviennent en même temps que les contractions.

A 10 heures 20 minutes, 4 grammes de chloral sont donnés d'un seul coup, en solution, dans environ 20 grammes d'eau sucrée avec du sirop de groseille; la malade vomit un peu de bile, on lui donne de l'eau de menthe sur un morceau de sucre; elle s'endort cinq minutes après l'administration du chloral.

L'orifice est dilaté de 3 centimètres, la tête complétement engagée dans le petit bassin. On rompt les membranes, l'orifice se dilate rapidement sous l'influence de contractions régulières qui ne réveillent pas la malade.

A 11 heures, la période d'expulsion commence; la malade se réveille incomplétement lorsque les douleurs se montrent plus vives, puis elle retombe dans un profond sommeil.

A 11 heures 30 minutes, notre malade accouche presque sans douleur, d'un enfant pesant 2750 grammes, puis elle se rendort.

Cinq minutes après, on extrait le placenta, la femme n'en a pas conscience.

OBSERVATION XII.

Travail douloureux. — Douleurs lombaires.—Administration du chloral.— Accouchement naturel.

Adèle M..., âgée de 17 ans, domestique, d'une forte constitution.

Les premières douleurs apparaissent le 6 juillet 1870, à 10 heures du matin; mais les contractions sont peu fortes, elles n'augmentent d'intensité que le soir à 8 heures.

A 9 heures, douleurs intolérables, revenant toutes les 2 minutes, durant de 1 minute à 1 minute et demie. La malade pousse des cris violents, s'agite, descend de son lit.

A 9 heures un quart, on administre d'un seul coup 4 grammes de chloral dissous dans de l'eau sucrée avec du sirop de groseille; la malade ne se plaint pas de l'amertume du médicament.

L'orifice a 3 centimètres de diamètre; les membranes sont plates, adossées à la tête qui, quoique engagée dans le détroit supérieur, ne paraît pas appuyer suffisamment sur l'orifice. On rompt les membranes que l'on trouve fort épaisses.

A 9 heures 40 minutes, la malade est somnolente, elle s'endrot profondément et perd la conscience des contractions, pourtant énergiques, qui suivent.

Dix minutes après (9 heures 50 minutes), ténesme rectal; la malade pousse un peu; on trouve l'orifice très-dilaté; la tête n'est cependant pas encore engagée dans le vagin. Quelques mouvements cloniques apparaissent dans les membres supérieurs.

A 10 heures un quart, la tête franchit l'orifice utérin; la malade dort toujours et ne paraît pas avoir conscience de ses douleurs; quand elles surviennent, elle se plaint, il est vrai, mais faiblement et sans ouvrir les yeux.

A 10 heures trois quarts, la tête franchit la vulve; la malade pousse un cri, demande le sexe de son enfant, lui donne un nom et se rendort; le tronc se dégage à son tour sans qu'elle sente rien; elle n'a pas non plus conscience de la délivrance, que l'on effectue naturellement, cinq minutes après.

Pendant qu'on lave la malade, elle répond lentement aux questions posées, s'endormant au milieu d'une phrase. — Le sommeil se prolonge pendant toute la nuit.

Le lendemain, 7 juillet, à son réveil, la malade ne se souvient de rien, ni de l'heure de son accouchement, ni des douleurs qui l'ont précédé, ni de la question qu'elle avait posée au sujet du sexe de son enfant.

Ces deux dernières observations prouvent, d'une manière évidente, que le chloral employé dans les accouchements naturels peut rendre de très-grands services. Nous voyons, en effet, que 4 grammes de chloral, pris en une seule fois, ont, dans ces deux cas, endormi les malades très-rapidement; le sommeil a été assez profond pour leur faire perdre entièrement conscience du travail de l'accouchement.

En somme, dans tous les cas dont nous avons donné les observations, le chloral a *constamment procuré du sommeil*. Si les résultats que nous avons obtenus n'ont pas été toujours aussi heureux que dans les deux derniers cas, cela tient, pensons-nous, au mode d'administration et aux doses qui n'étaient pas assez conformes aux indications particulières que présentaient les malades. Comme nous étions les premiers à administer ce médicament, nous devions nécessairement tâtonner. Aujourd'hui nous sommes convaincu qu'une même dose de chloral est loin de produire les mêmes effets sur tous les malades ; cette dose, en effet, doit varier non-seulement d'après la constitution plus ou moins robuste des femmes en couche, mais aussi d'après la période du travail et la vivacité des douleurs.

Nous espérons que, lorsque les observations se seront multipliées, on arrivera à connaître mieux les indications dont nous parlons , et qu'en les suivant dans l'emploi du chloral, on obtiendra des succès à peu près constants.

Quant aux doses fractionnées, nous pensons qu'elles sont beaucoup moins avantageuses. Cependant M. Simpson (d'après ce que nous a dit M. Lambert, son élève) préfère ce mode d'administration.

CHAPITRE II.

EMPLOI DU CHLORAL PENDANT LE TRAVAIL LABORIEUX.

Nous croyons avoir établi, par nos observations, que le chloral est d'un heureux emploi dans les accouchements naturels.

Nous n'avons trouvé nulle part aucune indication sur son emploi dans les accouchements difficiles, où il faut soit pratiquer la version, soit appliquer le forceps, et nous n'aurions pu nous former sur ce point aucune opinion, si M. Tarnier n'avait bien voulu nous communiquer deux observations inédites d'application de forceps chez des femmes à qui on avait préalablement administré du chloral.

OBSERVATION XIII.

Accouchement laborieux. — Période de dilatation de soixante-une heures. — Emploi du chloral. — Application du forceps au détroit inférienr pendant le sommeil. — Guérison.

Marie L....., 23 ans, primipare, de taille peu élevée, présente un embonpoint assez considérable ; sa tête paraît volumineuse ; ses yeux ne présentent pas de déviation appréciable. Ses membres supérieurs sont courts, mais bien conformés ; les mains sont petites. Les membres inférieurs présentent également un arrêt de développement ; les fémurs sont légèrement arqués ; les tibias offrent une courbure à convexité externe, plus prononcée que celle des fémurs ; la crête tibiale est saillante ; les pieds sont, comme les mains, petits. Le bassin est également déformé ; on parcourt aisément toute la face antérieure du sacrum, on atteint l'angle sacro-vertébral ; la ligne sacro-sous-pubienne mesure 10 centimètres et demi.

La malade ne peut donner de grands renseignements sur sa

première enfance ; elle sait seulement qu'elle a commencé à marcher à l'âge de 2 ans.

A 13 ans apparurent les premières règles, qui s'établirent sans amener aucun trouble dans la santé ; elles reviennent régulièrement, pendant trois jours, et sont peu abondantes.

Les dernières règles se montrèrent du 10 au 13 mars 1869. La grossesse fut régulière et ne présenta aucun accident.

Le 19 décembre 1869, la femme a quelques contractions utérines douloureuses, rares et faibles.

Le lendemain 20 décembre, à cinq heures du matin, elle entre à l'hôpital. Le col est complétement effacé, l'orifice externe a la largeur d'une pièce de 1 franc ; il est souple et mince ; la poche des eaux est entière. La tête se présente ; mais sa position ne peut être déterminée à cause de sa mobilité et de sa situation au-dessus du détroit supérieur. Le maximum des bruits du cœur s'entend à droite, en bas et en arrière.

Les contractions restent peu intenses et éloignées pendant la journée du 20 et la nuit suivante.

Le 21 au matin, l'orifice présente la largeur d'une pièce de 2 fr. A quatre heures et demie du soir, la poche des eaux se rompt ; le liquide amniotique est lactescent et peu abondant. La dilatation est un peu plus avancée que le matin, mais la tête ne s'abaisse pas.

Après la rupture des membranes, les contractions utérines se ralentissent ; ce n'est que le soir vers dix heures qu'elles reprennent leur force et leur fréquence normales.

Le 22, à trois heures du matin, le second battement du cœur fœtal est remplacé par un souffle. L'orifice est un peu moins grand que la paume de la main. Une tumeur séro-sanguine assez considérable s'engage dans l'orifice. Une grande partie de la tête demeure au-dessus du détroit supérieur. La parturiente commence à être fatiguée par la lenteur du travail.

A 7 heures du matin, l'orifice est un peu plus dilaté, la tête plus abaissée. Les battements du cœur sont toujours soufflants ; le liquide amniotique qui s'écoule est mélangé à du méconium.

A 9 heures du matin, M. Tarnier constate que l'orifice est dans le même état, et que la tête n'a pas franchi le rétrécissement.

A 9 heures 40 min., il fait prendre 4 grammes d'hydrate de chloral dissous dans une tasse d'infusion de tilleul. Le cœur de la mère bat 104 pulsations, celui de l'enfant, 168.

Pendant les 30 minutes qui suivent l'ingestion du médicament, la malade ne présente aucun phénomène appréciable.

A 10 heures 10 min., on constate qu'à la suite de huit contractions de la durée moyenne d'une minute et de quelques efforts volontaires de la malade, la tête a franchi le détroit supérieur, et qu'elle plonge dans l'excavation.

A 10 heures 20 min., la femme s'engourdit et sommeille ; elle ne répond qu'imparfaitement aux questions qui lui sont faites à haute voix.

A 10 heures 22 minutes, elle s'endort profondément ; quand on la pince ou qu'on la pique, elle retire à peine le bras.

A 10 heures 27 minutes, M. Tarnier applique le forceps. Il déclare que l'accouchement se ferait spontanément. Mais, comme le travail est lent; qu'il dure depuis 61 heures ; que les parties offrent une certaine résistance, puisque la femme est primipare; que l'enfant souffre, puisqu'il a rendu du méconium et que les battements de son cœur sont soufflants, il préfère terminer l'accouchement.

La première branche étant introduite, la malade, qui ne s'est pas réveillée, fait un effort d'expulsion, et le méconium coule abondamment. La seconde branche est introduite, articulée avec la première et l'on commence les tractions. La malade ouvre les yeux, s'éveille un peu, gémit et pousse. La tête est facilement amenée à la vulve. On relève fortement les branches du forceps vers la symphyse pubienne, et on modère la sortie de la tête en la maintenant, afin d'éviter la rupture du périnée. La malade soulève un peu la tête; elle dit souffrir beaucoup, mais l'expression de sa douleur paraît aux assistants évidemment exagérée. Le dégagement est effectué doucement, progressivement, et la tête sortie à 10 heures 32 minutes, on coupe le cordon qui fait sur le cou un circulaire serré. Le dégagement du tronc dure une minute, et l'enfant, du sexe masculin, naît un peu pâle et ne respirant pas. Il suffit de dégager l'arrière-gorge des mucosités qui l'obstruent et de faire quelques frictions cutanées pour qu'il reprenne vie et se mette à crier. Il présente une hémiplégie faciale droite.

L'accouchement étant terminé, la malade s'endort de nouveau; cependant elle répond aux questions qu'on lui adresse à haute voix.

La délivrance se fait naturellement à onze heures quarante minutes. Le travail a duré soixante-deux heures.

Placée sur un lit, l'accouchée s'endort profondément. Vers

une heure on ne peut l'éveiller, elle répond aux excitations par quelques gémissements, quelques mots inintelligibles, et se rendort aussitôt. A trois heures son sommeil est plus profond encore; on la pince fortement, on la secoue, mais elle n'ouvre pas même les yeux.

Elle reste dans cet état jusqu'à cinq heures du soir. A ce moment elle s'éveille, parle, prend du bouillon et continue à sommeiller.

Le lendemain 23 décembre son état est excellent. Les suites de couches sont régulières et la malade sort guérie le 3 janvier 1870, emportant son enfant.

Dans cette observations nous voyons que 4 grammes de chloral, administrés en une seule fois, ont suffi pour plonger la malade dans un sommeil profond, qui permit (45 minutes après l'ingestion du médicament) d'appliquer le forceps sans la réveiller complétement.

On peut s'étonner que, pour une opération semblable, une dose de chloral aussi modérée ait suffi à anesthésier presque complétement la malade; mais il faut considérer que cette femme devait être épuisée par le long travail de 61 heures, et nous avons vu, dans la première partie de notre étude, que le chloral agit beaucoup plus énergiquement sur les personnes affaiblies.

Le second essai de M. Tarnier fut moins heureux. Voyant au bout de 50 minutes que le chloral était sans action, soit parce qu'il avait été vomi, soit pour toute autre raison, il se décida à employer le chloroforme qui endormit la malade au bout de 10 minutes. Nous opposerons, en passant, ce fait à ceux de M. Liégeois, qui dit « avoir observé des sujets chez lesquels, après avoir donné le chloral, il n'a pu déterminer le sommeil anesthésique au moyen du chloroforme. Chez ces sujets, la période d'excitation qui suit immédiatement l'inhaation du chloroforme, continue et ne cesse pas; il devient impossible de les plonger dans le sommeil anesthésique. (*Soc. de chirurgie*, Séance du 16 mars 1870).

OBSERVATION XIV.

Accouchement laborieux. — Résistance trop grande du périnée. — Chloral sans action. — Anesthésie par le chloroforme. — Application de forceps. — Métrorrhagie. — Guérison.

C..., domestique, âgée de 30 ans, primipare, d'une bonne constitution, a le bassin bien conformé. Sa menstruation s'est établie régulièrement à l'âge de 17 ans. Cette fonction s'accomplit régulièrement; l'écoulement dure trois jours; il est peu abondant. La dernière époque date de la fin de mars.

Entrée à la Maternité le 27 décembre 1869. Le col est long et fermé; la tête élevée et mobile; le maximum des bruits du cœur s'entend au niveau de l'ombilic.

Ce même jour, à quatre heures du soir, elle entre à la salle d'accouchements. L'orifice utérin est de la largeur d'une pièce d'un franc; les membranes se rompent spontanément. Les contractions deviennent fortes et rapprochées; la malade accuse, par des cris aigus, de violentes douleurs lombaires. La tête, très-engagée, se présente en position O. I. G. A.

La dilatation s'opère lentement, bien que les bords de l'orifice ne présentent pas, en dehors de la contraction, de résistance anormale.

Le 28, pendant la journée, contractions fortes et régulières. Le bouillon et la limonade ne sont pas vomis.

Le 29, à neuf heures et demie du matin, la dilatation est complète, vingt-sept heures après le début du travail. Les contractions sont toujours aussi intenses; la malade souffre des mêmes douleurs lombaires. Elle vomit plusieurs fois de la tisane et de la bile pendant la nuit.

Le 29, à dix heures du matin, M. Tarnier examine la malade. Une bosse séro-sanguine énorme, siégeant sur le sommet, rend douteux le diagnostic de la position. Les bruits du cœur fœtal sont normaux et s'entendent au même endroit que la veille. La malade est transportée à l'amphithéâtre. Elle prend 4 grammes de chloral dissous dans un peu d'eau de menthe (10 h 20).

Avant l'ingestion du chloral, le pouls est à 104. Contractions toujours fortes et régulières.

Dix heures vingt-six minutes, nausées.

Dix heures trente minutes, pouls moins fort, à 120.

Dix heures trente-deux minutes, contraction durant deux minutes et demie.

Dix heures trente-sept minutes, pouls à 108.

Dix heures quarante-quatre minutes, pouls à 104.

Dix heures quarante-six minutes, contraction durant trois minutes. Comme la précédente, cette contraction est très-intense, ce dont on s'assure en appliquant les mains sur l'abdomen ; et pourtant elle est peu douloureuse. On ne constate aucun assoupissement ; la vue n'est pas troublée, la pupille reste peu dilatée comme avant l'administration du chloral.

Dix heures quarante-huit minutes, vomissements bilieux abondants.

Dix heures cinquante-deux minutes, pouls à 112, un peu plus fort.

Dix heures cinquante-quatre minutes, contraction durant trois minutes.

Dix heures cinquante-cinq minutes, pouls à 100.

Onze heures sept minutes, contraction durant deux minutes et demie. Aucun symptôme d'assoupissement.

Onze heures onze minutes, la malade est soumise aux inhalations du chloroforme pour l'application du forceps.

Onze heures vingt-quatre minutes, la première branche est introduite.

Onze heures vingt-sept minutes, introduction de la seconde. La tête paraît à la vulve ; on lui fait exécuter un mouvement de rotation. Les tractions sont continues, mais modérées. Le périnée est très-dilaté, mais il est tellement résistant que, craignant une déchirure, M. Tarnier fait, à la partie inférieure de la grande lèvre droite, une incision d'un centimètre d'étendue environ.

Onze heures trente-cinq minutes, la tête franchit la vulve.

L'enfant (fille), du poids de 3180 grammes, crie aussitôt après sa naissance. La partie postérieure du pariétal droit présente une bosse séro-sanguine volumineuse qui confirme le diagnostic, porté au début du travail, d'une position O. I. G. A.

La durée totale du travail a été de trente-six heures. La délivrance se fait naturellement quelques minutes après la sortie du fœtus. L'utérus est mou et d'un volume anormal. La main, aussitôt portée dans la cavité, en retire des caillots volumineux ; du sang fluide s'écoule. La perte totale est de 1080 grammes. On donne 2 grammes d'ergot de seigle ; on fait des lotions froides sur les parties génitales ; on élève le bassin ; l'hémorrhagie s'arrête. Deux heures après la délivrance, la malade est transportée à la salle Sainte-Elisabeth, n° 11.

Suites des couches régulières ; pas d'accident sérieux ; sortie le 12 janvier 1870.

CHAPITRE III.

EMPLOI DU CHLORAL DANS L'ÉCLAMPSIE.

Dans l'éclampsie puerpérale, l'hydrate de chloral pourra rendre, et a déjà rendu, selon nous, d'éminents services. Au mois de décembre 1809, nous avons pu recueillir, à la Maternité de Cochin, dans le service de M. de Saint-Germain, l'observation que nous publions ci-après dans tous ses détails ; ce cas est le premier, que nous sachions, dans lequel le chloral ait été administré, du moins en France. La diversité des traitements employés nous empêche d'attribuer complétement au chloral la guérison de notre malade ; néanmoins, il n'est pas douteux pour nous que, dans ce cas, l'hydrate de chloral n'ait eu un très-bon résultat ; du reste, son action résolutive des muscles et sédative du système nerveux, la rapidité avec laquelle il agit, et la longue durée du sommeil calme qu'il produit, nous font bien augurer de son efficacité dans cette maladie.

Nous avons pu relever dans les publications périodiques 6 cas d'éclampsie, traités en partie par l'hydrate de chloral, et dans lesquels le médicament a agi, à n'en pas douter, d'une manière heureuse.

Les deux premières observations de l'emploi du chloral dans l'éclampsie appartiennent à M. Alexander, l'une est rapportée dans la *Lancet* (15 janvier 70), l'autre dans le *Practitioner* (mars 70).

Chez la première malade, 2 gr. 4 d'hydrate de chloral, produisirent rapidement une sédation marquée des accidents nerveux, contre lesquels le bromure de potassium et une injection sous-cutanée de morphine étaient restés sans effet.

La malade qui fait l'objet de la seconde observation de M. Alexander, est une femme accouchée depuis 5 heures, et qui est prise de convulsions violentes (3 ou 4 paroxysmes toutes les heures, depuis minuit jusqu'à 7 heures du matin). On lui administre, 3 gr. 6 d'hydrate de chloral ; le malade a encore un accès immédiatement après l'ingestion du médicament, mais c'est le dernier. Le chloral avait été pris à 7 heures du matin, le sommeil apparaît à 7 heures et demie, et dure jusqu'à 1 heure après midi. Alors on donna encore 1 gr. 8 d'hydrate de chloral, et le sommeil se prolongea jusqu'à 3 heures. A ce moment la malade, complétement réveillée, se plaignit d'un violent mal de tête, mais n'eut plus de convulsions. Le bromure de potassium et la belladone avaient été employés en vain.

M. Rabl-Ruckhard nous fournit deux observations d'éclampsie guérie, suivant lui, par des injections de chloral ; 2 gr. d'abord produisent un sommeil de vingt heures, pendant lequel les convulsions ont cessé. Au réveil, encore 4 injections d'hydrate de chloral, chacune de 1 gr. La malade est accouchée au forceps, et les attaques d'éclampsie ne reviennent plus.

Chez une seconde malade, M. Rabl-Ruckhard a vu

les accès d'éclampsie cesser immédiatement après l'injection sous-cutanée de 4 gr. 5 d'hydrate de chloral, en deux ponctions.

Dans la *Lancet* du 2 avril 1870, M. Paul von Seydewitz rapporte l'observation d'une femme de 25 ans, qui fut prise après son accouchement de violentes attaques d'éclampsie. Après avoir employé toutes sortes de remèdes sans succès aucun, ce médecin eut l'idée d'administrer le chloral. Immédiatement après l'ingestion de ce médicament les attaques cessèrent et ne revinrent plus.

Enfin, qu'il nous soit permis de rapporter l'observation lue à la séance de la Société de chirurgie du 23 mars 1870, par M. Demarquay, au nom de M. le docteur X... de Bapaume.

Il s'agit d'une jeune femme, prise pendant le travail de l'accouchement d'attaques d'éclampsie, qui se continuèrent après la délivrance, malgré les diverses médications mises en usage pour les combattre. Tous les moyens ordinaires ayant échoué, on eut recours au chloral que l'on administra à la dose de 8 gr., dans une potion ; 4 gr. furent d'abord pris par la malade et n'amenèrent aucune modification appréciable de son état. On continua néanmoins l'administration du remède, et lorsqu'on fut arrivé à 6 gr., la malade tomba dans un profond et paisible sommeil, qui dura douze heures. Après son réveil, elle eut encore quelques petites attaques qui furent également combattues avec succès, au moyen du chloral. Si bien que la malade a été complétement et définitivement guérie.

OBSERVATION XV.

Eclampsie après l'accouchement. — Traitement par saignées, inhalations de chloroforme, potions au chloral , injections sous-cutanées de chlorhydrate de morphine. — Guérison.

Louise P..., âgée de 18 ans, primipare, entre à Cochin le 24 décembre 1869, à six heures du soir. Elle est blonde, de taille moyenne, de constitution robuste.

Pendant sa grossesse, elle n'a éprouvé aucune indisposition et n'a pas eu d'œdème. Elle n'a éprouvé aucune contrariété et n'a pas souffert de privations ; mais elle a beaucoup travaillé.

A son entrée, l'orifice est dilaté de 3 centimètres , souple et très-mince ; les membranes sont entières et bombantes ; la tête se présente en position O. I. G. A.

Moins de trois heures après, à huit heures trois quarts, la dilatation est complète et les membranes se rompent spontanément. Une heure après, à neuf heures trois quarts, elle accouche naturellement d'une fille vivante , très-forte , du poids de 3130 grammes.

La délivrance se fait spontanément cinq minutes après, à la première contraction qui suit l'accouchement. On administre 2 grammes de seigle ergoté, selon la coutume de M. de Saint-Germain.

La malade est changée de linge, mais elle demeure sur le lit de travail pendant deux heures et demie (minuit un quart). A ce moment on la transporte dans la salle commune. La malade se trouve en bon état, mais elle se plaint d'un mal de tête et d'une soif assez grande.

25 décembre. Un quart d'heure après, vers minuit et demie , tandis qu'elle causait avec ses voisins, elle fut prise, dans les membres, de violentes secousses qui ne durèrent pas longtemps et furent suivies d'un coma très court. Puis elle se remit à parler et, à une heure et demie, elle avertit ses voisines qu'une nouvelle attaque allait la reprendre. La sage-femme de service fut avertie et constata cette crise qui fut suivie de deux autres dans l'espace d'un quart d'heure.

L'interne de garde fut appelé, et voyant les attaques se rapprocher à de courts intervalles, fit pratiquer de suite une saignée de 150 grammes qui fut suivie d'inhalations de chloroforme.

Vingt-cinq minutes après, nouvelle crise plus forte que les premières. Les pouces sont cachés sous les doigts fortement contracturés ; les bras et ·les jambes sont raides ; les muscles de la face présentent des secousses convulsives ; la bouche et les globes oculaires sont déviés à droite ; la face est d'abord livide, puis bleuâtre. Cet état de convulsion tonique dure environ une demi-minute ; elle est terminée par un fort râlement et l'écoulement d'une écume blanchâtre par la bouche. Le coma dure vingt-cinq minutes.

Une nouvelle attaque interrompt ce coma ; elle est non moins violente que la précédente. On remarque que les mains sont un peu œdématiées.

A quatre heures du matin, les attaques se succédant avec une intensité croissante, on pratique une deuxième saignée de 200 grammes, suivie d'une légère inhalation de chloroforme faite avec précaution ; car le pouls est très-faible à gauche et insensible à droite.

A six heures du matin, les attaques se succédant sans interruption, on fait une troisième saignée de 150 grammes.

Huit heures. La malade a eu jusqu'à présent dix-huit accès ; ils ne sont plus séparés que par un intervalle de dix minutes ; la période de convulsion dure deux minutes, et celle de coma n'est pas terminée quand commence l'attaque suivante. On prescrit alors une potion contenant 4 grammes d'hydrate de chloral, et on essaye de la faire avaler dans l'intervalle des contractions. La malade en ingurgite environ la moitié, soit 2 grammes de chloral. A neuf heures, M. de Saint-Germain fait une injection de chlorydrate de morphine (0 gr. 025) et prescrit le lavement purgatif suivant :

Sulfate de soude. . .
Sirop de nerprun. . $\overline{a}\overline{a}$ 30 gr.
Huile de ricin. . . .

Un jaune d'œuf.

Ce lavement n'étant pas gardé, on administre dans un quart de lavement :

Asa - fœtida. . . . . .
Musc. . . . . $\overline{a}\overline{a}$ 1 gr.
Castoréum.. . . . . . .

Celui-ci calme la malade.

En même temps une vessie pleine de glace est placée en permanence sur le front.

L'urine plusieurs fois examinée est inodore, brune, trouble, très-dense, contenant beaucoup d'albumine.

A 9 heures et demie, la femme est isolée dans l'infirmerie. Elle n'a pas de nouvelle attaque et dort jusqu'à 2 heures du soir. A ce moment sa mère étant venue, la malade se met à parler; mais elle est bientôt prise d'une petite secousse convulsive suivie d'une nouvelle très-forte. On administre d'un coup 1 gramme de chloral et on fait une nouvelle injection de morphine (0,025 gr.). La potion au chloral est continuée jusqu'à 6 heures du soir. Jusqu'à ce moment elle prend encore 2 grammes de ce médicament, ce qui fait en tout 5 grammes.

A 6 heures du soir, la malade parle assez bien; sa langue ne présente aucune morsure. Elle n'a aucun souvenir de ce qui s'est passé, des 25 accès qu'elle a éprouvés, du traitement qui lui a été fait.

Ce même soir on commence à lui donner des bouillons et du vin; la nuit est calme.

Le 26, elle prend des bouillons à discrétion et des potages.

Elle continue en même temps à prendre par cuillerées de l'eau de riz contenant 10 gouttes de teinture d'iode par litre, prescrite la veille au soir.

Les urines contiennent moins d'albumine. L'œdème qui avait augmenté dans la journée du 25 a presque disparu le 26.

Le 27, pas de sommeil pendant la nuit; pouls petit mais bon; grande faiblesse, céphalalgie; faim. — On prescrit potage et côtelettes, tilleul sucré, potion contenant 4 grammes d'eau distillée de laurier-cerise.

2 janvier 1870. L'urine contient encore beaucoup d'albumine; eau-de-vie allemande 8 grammes.

4 janvier. Même dose d'eau-de-vie allemande.

7 janvier. La malade sort en très-bon état avec son enfant. L'urine ne présente plus de traces d'albumine.

Bien que le traitement employé dans ce cas ait été des plus variés, nous espérons qu'on voudra bien admettre avec nous qu'un médicament, qui a arrêté rapidement les attaques, alors qu'elles s'imbriquaient à dix minutes d'intervalle, et que tous les autres agents thérapeutiques avaient échoué, n'a pas été sans utilité. C'est également à l'hydrate de chloral, pensons-nous, qu'il faut attribuer l'arrêt brusque d'une seconde série d'attaques provoquées par une impression morale vive.

CONCLUSION

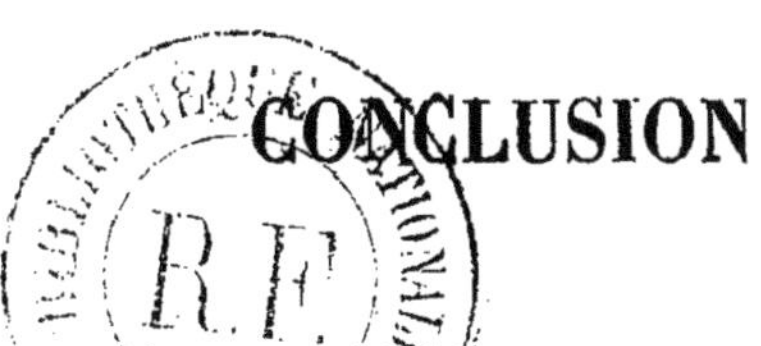

Arrivé à la fin de notre travail, nous pouvons le résumer dans les conclusions suivantes :

1° L'administration du chloral est facile et son emploi est sans danger.

2° L'hydrate de chloral est le plus puissant hypnotique que nous possédions ; il peut dans beaucoup de cas remplacer avantageusement les divers soporifiques connus.

3° Son action sédative du système nerveux rend son emploi efficace dans toutes les maladies où il y a exaltation de la sensibilité.

4° L'anesthésie qu'il procure n'est pas suffisante pour qu'il puisse faire concurrence dans les grandes opérations à l'éther et au chloroforme.

Dans les accouchements :

1° Le chloral diminue notablement les douleurs de l'accouchement naturel et les fait même quelquefois disparaître complétement.

2° L'anesthésie du chloral peut être assez complète pour permettre d'appliquer le forceps sans que la femme en ait conscience.

3° Il fait toujours dormir la femme dans l'intervalle des contractions utérines, et supprime par conséquent pour elle l'ennui de ces longues heures d'attente.

4° Il n'entrave en aucune façon la marche du travail et n'occasionne aucune complication pour la délivrance.

5° Il n'exerce aucune influence fâcheuse sur la santé de l'enfant.

6° Dans l'éclampsie il arrête les attaques.

BIBLIOGRAPHIE.

Alexander. — Emploi du chloral dans l'éclampsie. Lancet, 15 janvier 1870.

Practitioner (mars 1870).

Barnes. — Bons effets du chloral dans le delirium tremens. Lancet, 27 novembre 1869.

Bulletin de thérapeutique, 30 mai 1870, p. 476.

Bouchut. — Note sur les effets physiologiques et thérapeutiques du chloral.

Comptes-rendus de l Académie des sciences, 2 octobre 1869.

Gazette des hôpitaux, 13 et 16 novembre 1869.

Demarquay. — Action physiologique du chloral sur l'homme et les animaux.

Comptes-rendus de l'Académie des sciences, t. XLIX, p. 640 et 700.

Dieulafoy et Krishaber. — Expériences nouvelles sur le chloral hydraté.

Gazette des hôpitaux, n° 119. 1869.

Drasche et Benedikt. — Wiener med. Wochenbl., t. XXV, p. 52. 1869.

Dumas. — Annales de chimie et de physique, t. LVI, p. 123. Traité de chimie appliquée aux arts, t. V, p. 509, et Comptes rendus de l'Académie des sciences, t. LXIX, p. 968.

Duquesnel. — Bulletin de thérapeutique, 30 octobre 1869, p. 357.

Carl Ehrle. — Ueber das Chloralhydrat und seine Anwendung als Hypnoticum und Anastheticum.

Medic. corresp. Blatt. Wurtemberg, 18 septembre et 15 décembre 1869.

A. Ferrand. — Note sur l'emploi du chloral dans la coqueluche. Bull. de thérap., 30 janvier 1870, p. 55.

Follet. — France médicale, 25 octobre 1869.

Fonssagrives. — Le chloral. Gaz. hebdom., 1869, p. 707.

Giraldès. — Discussion sur le chloral.

Société impériale de chirurgie, 13 octobre 1869.

Francis Goolden. — Practitiones, XXI, p. 191.

Guyon. — Comptes-rendus de l'Académie des sciences, 21 mars 1870.

Hossewicz. — De la chorée et de son traitement par le chloral. Thèses de Paris, n° 310, 1869.

Jacquemet. Le chloral et ses vicissitudes expérimentales.

Montpellier médical, 1869, t. XXIII, p. 450 et 554.

Jastrowitz. — Lyon médical, 8 mai 1870, p. 52.

Jeannel. — Le chloral. Expériences chimiques.
Gaz. hebdomadaire, 1869, p. 753 et 785.

Kastus. — Le chloral
Lyon médical, t. III, 1869, p. 209.

Kékulé. — Ann. der Chem. und Pharmac., t. CVI, p. 144.

Kolbe. — Ann. der Chem. und Pharmac., t. LIV, p. 183.

H. Kopp. — Ann. der Chem. und Pharmac., t. XCIV, p. 257 et
t. XCV, p. 307.

J.-B. Laborde. Dangers de l'administration du chloral.
Comptes-rendus de l'Académie des sciences, t. LXIX,
p. 987.

Landrin. — Note sur le chloral.
Comptes-rendus de l'Académie des sciences, 2 novembre
1869.

Léon Labbé et Et. Goujon. — Gazette des hôpitaux, n° 122, 1869.

Lebaigue. — Du chloral.
Union pharmaceutique, 1870.

Liebig. — Annales de chimie et de physique, t. XLIX, p. 146,
et Traité de chimie organique, t. Ier, p. 431.

Oscar Liebreich. — Das Chloralhydrat. — Ein neues hypnoticum
und Anaestheticum und dessen Anwendung in der Medicin.

Oscar Liebreich. — Action du chloral sur l'économie.
Revue thérapeutique. 1er octobre 1869.

Oscar Liebreich. — La strychnine comme antidote du chloral.
Comptes-rendus, 21 février 1870 et Allg. medic. Central Zei-
tung. Janvier 1870.

Limousin. — Chloral en dragées et capsules.
Bulletin de thérapeutique, p. 264, 1870.

Mandl. — Emploi des cigarettes d'hydrate de chloral dans les
affections bronchiques.
Gazette des hôpitaux, 17 décembre 1869.

Marjolin. — Emploi du chloral comme sédatif des brûlures.
Journal de médecine de Bordeaux, mai 1870, p. 229.

Maxwel Adams. — Lancet, 22 janvier et 5 février 1870.

Muller et Rich. Paul. — Berl. Klin. Wochenschrift, t. VII, p. 3,
1869.

Namias. — Gazette des hôpitaux, p. 148, 1869.

Niderkorn. — Observations sur l'hydrate de chloral.
Mouvement médical, p. 507. 1869.

Lecacheur.   10

Noir. — Amputation de jambe. — Anesthésie par l'hydrate de chloral. — Effets de prostration effrayante.

Gazette des hôpitaux, 23 décembre 1870.

John Ogle (de Londres). — Gazette médicale de Paris, octobre 1869.

Achille Pasquier. — Du chloral.

Journal de médecine, de chirurgie et de pharmacologie de Belgique, mars 1870, p. 257.

Personne. — Sur la transformation du chloral en chloroforme dans l'économie animale.

Comptes-rendus de l'Académie des sciences. 8 novembre 1869, p. 979.

Personne. — Sur la préparation et les propriétés de l'hydrate de chloral.

Répertoire de pharmacie, 1870, p. 241.

Picot. — Gazette hebdomadaire, 2e série, t. VI, p. 49, 1869.

Rabl-Rückhard. — Emploi du chloral dans l'éclampsie.

Berl. Klin. Wochenschrift, t. VI, p. 48, 1869.

Regnault. — Annales de chimie et de physique, t. LXXI, p. 409, 1834.

Richardson. — Medic. Times and Gaz., 1869, p. 290, 294, 509, 537.

Richardson. — On hydrat of chloral.

American-journal. Octobre 1869, p. 538; avril 1870, p. 527.

J. Russel. — Chorée grave pendant la grossesse traitée avec succès par l'hydrate de chloral.

Medic. Times and Gaz., 8 janvier 1870, et Bulletin de thérapeutique, 1870, p. 427.

Paul von Seydewitz. — Emploi du chloral dans l'éclampsie.

Lancet, 2 avril 1870.

Simpson. — Medic. Times and Gaz., 1er janvier 1870.

Spencer Wells. — On hydrate of chloral and its use in practice.

Medic. Times and Gaz., nos du 2 et du 18 octobre 1860.

Stœdeler. — Ann. der chem. u. Pharmac., t. LXI, p. 104; t. CVI, p. 253.

John B. Tuke. — Lancet, 26 mars 26 mars 1870.

Van Lair. — Le chloral et la chloralisation.

Journal de médecine de Bruxelles, 1870; Lyon, Medical, mai 1870.

Weeden Cook. — Lancet, 30 avril 1870, p. 612.

Verneuil. — Efficacité du chloral dans un cas de tétanos.

Comptes-rendus de l'Académie des sciences, 14 mars 1870,
et Gazette des hôpitaux, 31 mars 1870.

Voisin et Couyba. — Contribution à l'histoire thérapeutique du
chloral. — Bulletin de thérapeutique, 28 février 1870, p. 151.

Zuber. — Du chloral. Recherches cliniques et expérimentales.
Thèse de Strasbourg, 3e série, n° 269.

Société de thérapeutique. — Discussions sur l'hydrate de chloral,
séances des 15 octobre et 5 novembre 1869, 7 janvier et
21 janvier 1870. Voir : Gazette médicale de Paris.

TABLE DES MATIÈRES

PREMIÈRE PARTIE.

DE L'HYDRATE LE CHLORAL.

Pages.

Chapitre Ier. Histoire du chloral 8

   § 1. Découverte et propriétés chimiques du chloral 8

1. Découverte du chloral 8

2. Préparation du chloral. 9

3. Propriétés chimiques et physiques du chloral . . . 10

4. Propriétés physiques et chimiques et préparation de l'hydrate de chloral 11

   § 2. Découverte des propriétés thérapeutiques de l'hydrate de chloral. 12

Chapitre II. Des effets physiologiques de l'hydrate de chloral 17

   § 1. Effets locaux du chloral 17

   § 2. Effets généraux du chloral. 19

      A. Action hypnotique de l'hydrate de chloral 19

      B. Effets de l'hydrate de chloral sur la sensibilité 20

      C. Effets du chloral sur la motilité. 23

      D. Effets de l'hydrate de chloral sur la respiration, la circulation et la température 25

   § 3. Mode et voies d'élimination du chloral . . . 28

Chapitre III. Pharmacologie du chloral. 31

1. Hydrate de chloral. — Caractère de sa pureté . . . 31

2. Mode d'administration. — Injections sous-cutanées, — Potion. — Capsules. — Lavement. 38

3. Doses. — Antidote du chloral. 40

Pages.

Chapitre IV. Indication thérapeutique de l'hydrate de
chloral 41

SECONDE PARTIE.

EMPLOI DE L'HYDRATE DE CHLORAL DANS LES ACCOUCHEMENTS.

Chapitre Ier. Emploi du chloral pendant le travail naturel.
—Observations recueillies à l'hôpital Cochin   45
Chapitre II. Emploi du chloral pendant le travail laborieux   58
Chapitre III. Emploi du chloral dans l'éclampsie 64
Conclusion. 71
Index bibliographique. 72

Paris. A. Parent, imprimeur de la Faculté de Médecine, rue M. le-Prince, 31.

www.ingramcontent.com/pod-product-compliance
Ingram Content Group UK Ltd.
Pitfield, Milton Keynes, MK11 3LW, UK
UKHW021439090726
13657UKWH00003B/1145